Mammakarzinom

Harald Meden (Hrsg.)

Mammakarzinom

Neue Aspekte zur Diagnostik und Therapie

Herausgeber
Harald Meden

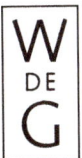

W
DE
G

de Gruyter
Berlin · New York

Herausgeber
Prof. Dr. Harald Meden
Chefarzt
Frauenklinik und Brustzentrum
Gesundheitszentrum Fricktal – Spital Rheinfelden
Riburgerstrasse 12
4310 Rheinfelden
Schweiz

Das Werk enthält 18 Abbildungen und 22 Tabellen.

ISBN 978-3-11-019518-7

Bibliografische Information der Deutschen Nationalbibliothek

Die Deutsche Nationalbibliothek verzeichnet diese Publikation in der Deutschen Nationalbibliografie; detaillierte bibliografische Daten sind im Internet über http://dnb.d-nb.de abrufbar.

Projektplanung: Dr. Petra Kowalski.
Herstellung: Marie-Rose Dobler.
Gesamtherstellung: Druckhaus „Thomas Müntzer", Bad Langensalza.
Einbandgestaltung: deblik, Berlin.

Vorwort

Brustkrebs ist heute die am häufigsten zum Tode führende Krebserkrankung bei Frauen. Dies bedeutet eine große Herausforderung für alle, die mit der Versorgung dieser Patientinnen befasst sind. In der jüngsten Vergangenheit konnten zahlreiche Fortschritte auf mehreren Gebieten der Diagnostik und Behandlung von Frauen mit Brustkrebs erzielt werden. Hieraus ergeben sich neue Perspektiven, um die Situation der betroffenen Frauen zu verbessern.

Wir leben heute in einer schnelllebigen Zeit mit großer Dynamik. Dies gilt insbesondere für die Medizin und speziell auf dem Gebiet der Brustkrebserkrankungen: das medizinische Wissen, das wir einmal erworben haben, ist kurzlebiger geworden. Die Halbwertzeit dieses Wissens beträgt nur noch fünf Jahre. Gleichzeitig wächst das Volumen des medizinischen Wissens immer schneller: es verdoppelt sich alle fünf Jahre. Alle aktiven Ärzte sind somit in der Verantwortung, ihr Wissen kontinuierlich aufzudatieren, um die Patientinnen, die sich Ihnen anvertrauen, optimal versorgen zu können. Hierzu soll das vorliegende Buch einen Beitrag leisten.

Eine optimale Versorgung von Frauen mit unklaren Brustbefunden und Patientinnen mit Mammakarzinom ist heute nur in einer interdisziplinären Zusammenarbeit möglich. Während einerseits die Experten jeweils ihr Spezialwissen einbringen ist es andererseits immer dringlicher erforderlich, diese Informationen strukturiert zusammenzuführen und zu gewichten, um auf diese Weise eine individuelle und risikoangepasste Diagnostik und Therapie für die einzelne Patientin zu erarbeiten.

Das Konzept dieses Buches basiert auf diesem Duktus des interdisziplinären Expertenwissens mit nachfolgender Bündelung als Grundlage für individuelle Entscheidungen. Die Beiträge wurden von Experten verfasst, die sich seit vielen Jahren in ihrer täglichen Arbeit mit den besonderen Fragestellungen und Problemen von Patientinnen mit Mammakarzinom befassen. Somit hat diese Neuerscheinung einen hohen Stellenwert für die Tätigkeit in der Klinik und in der Praxis.

Prof. Dr. med. Harald Meden
Vize-Präsident der Europäischen Gesellschaft für Gynäkologie

Inhalt

Autorenverzeichnis

Priv.-Doz. Dr. Iris Bittmann
Chefärztin des Instituts für Pathologie
Diakoniekrankenhaus
Rotenburg (Wümme) gGmbH
Elise-Averdieck-Straße 17
27356 Rotenburg/Wümme

Dr. Thomas Eichmann
Oberarzt an der Neurochirurgischen Klinik
Diakoniekrankenhaus
Rotenburg (Wümme) gGmbH
Elise-Averdieck-Str. 17
27356 Rotenburg (Wümme)

Dr. Nina Gottschalk
Frauenklinik Technische Universität
München
Klinikum rechts der Isar
Ismaninger Straße 22
81675 München

Prof. Dr. Nadia Harbeck
Leitende Oberärztin Konservative Senologie
Frauenklinik Technische
Universität München
Klinikum rechts der Isar
Ismaninger Straße 22
81675 München

Dr. Axel Herrmann
Arzt für Nuklearmedizin
Praxis für PET-CT
Rundestraße 10
30161 Hannover

Prof. Dr. Herbert Kolenda
Chefarzt der Neurochirurgischen Klinik
Diakoniekrankenhaus
Rotenburg (Wümme) gGmbH
Elise-Averdieck-Straße 17
27356 Rotenburg/Wümme

Prof. Dr. Harald Meden
Chefarzt
Frauenklinik und Brustzentrum
Gesundheitszentrum Fricktal –
Spital Rheinfelden
Riburgerstrasse 12
4310 Rheinfelden
Schweiz

Dr. Bernhard Ost
Facharzt für Frauenheilkunde
1. Vorsitzender der NATUM
Lindemannstraße 3
40237 Düsseldorf

Abkürzungsverzeichnis

AC   Adriamycin, Cyclophoshamid
ADH   Atypische Duktale Epithelhyperplasie
AGO   Arbeitsgemeinschaft Gynäkologische Onkologie
AI   Aromataseinhibitor
ALH   Atypische Lobuläre Neoplasie

CEF   C: Cyclophosphamid, E: Epirubicin, F: Fluorouracil
CISH   Chromogen-in-situ-Hybridisierung
CLIS   Lobuläres Karzinom in situ (Carcinoma lobulare in situ)
CMF   Cyclophosphamid Methotrexat Fluorouracil
CT   Chemotherapie (auch Computertomographie)

DCIS   Duktales Karzinom in situ (Ductal Carcinoma in situ)
DKG   Deutsche Krebsgesellschaft
DOC   Docetacel

EAT   Erweiterte Adjuvante Therapie
ELISA   Enzyme-Linked Immunosorbent Assay
EORTC   European Organisation for Research and Treatment of Cancer
ER   Östrogenrezeptor
ET   Endokrine Therapie

FAC   Fluorouracil, A: Adriamycin, C: Cyclophosphamid
FDG   F-18-Fluor-desoxy-glukose
FDOPA   Fluorodopa
FEA   Epitheliale Atypie
FEC   F: Fluorouracil, E: Epirubicin, C: Cyclophosphamid
FEF   Fluoroöstradiol
FISH   Fluoreszenz-in-situ-Hybridisierung
FLT   Fluorthymidin
FMISO   Fluoromisoanidazol

GBG   German Breast Group
GnRH   Neurohormons Gonadotropin-Releasing-Hormon

HER2   Human Epidermal Growth Factor Receptor 2

IHC   Immunhistochemie

KOF   Körperoberfläche
KPE   Komplexe Physikalische Entstauungstherapie

LIN	Lobuläre Intraepitheliale Neoplasie
LK	Lymphknoten
LN	Lobuläre Neoplasie
LVEF	Linksventrikuläre Ejektionsfraktion
MLT	Manuelle Lymphdrainage
MRT	Magnetresonanztomographie
N0	Negativer Nodalstatus
N1	Positiver Nodalstatus
NMR	Kern(spin)resonanzspektroskopie
NOA	Neuroonkologischen Arbeitsgemeinschaft
NOS	Not Otherwise Specified
OH	Hydroxyl
PBG	Pathobiology Group
PCR	Polymerase Kettenreaktion
PET	Positronen-Emissions-Tomographie
pN	Pathologisch-anatomisch ermittelter Lymphknotenstatus
PR	Progesteronrezeptor
pT	Tumorgröße
pTNM	Pathologisch-anatomische Tumorklassifikation
R	Rezeptor-positiv
R-	Rezeptor-negativ
R0	Tumorfreier Randsaum
SN	Sentinel-Lymphknoten
SNB	Sentinel-Lymphknotenbiopsie
SUV	Standard Uptake Value
TC	Taxol, Cyclophosphamid
TCH	Taxol, Cyclophosphamid, Herceptin
TDLU	Terminale Duktulo-Lobuläre Einheit
TH	Taxol, Herceptin
TNM	Tumor, Lymphknoten, Metastasen
UICC	International Union Against Cancer
ZNS	Zentralnervensystem

1 Operative Diagnostik und Therapie beim Mammakarzinom: Aktuelle und neue Aspekte

Harald Meden

1.1 Präoperative Diagnostik

Bei jeder suspekten Mammaveränderung erfolgt zunächst eine Basisdiagnostik. Diese umfasst die Tastuntersuchung der Mamma und der Lymphabflussgebiete, die Mammographie in Form von Standardaufnahmetechniken sowie die Ultraschalldiagnostik mit einer Hochfrequenzsonde und die Gewinnung einer Histologie. Nur die Kombination aus klinischer Untersuchung, bildgebender Diagnostik und histologischer Objektivierung führt zu einer Diagnose mit hoher Sicherheit. Die Mammographie der kontralateralen Brust ist obligat. Bei Verdacht auf multizentrische Tumore kann die Durchführung einer Kernspintomographie hilfreich sein.

Jeder suspekte oder unklare Mammabefund sollte histologisch geklärt werden. Ist der Befund nicht tastbar, ergibt sich die Indikation zur ultraschallgeführten oder röntgenologisch geführten präoperativen Markierung des Befundes.

Bei tastbaren Befunden sollte vor der operativen Therapie bei mehr als 90 % der Patientinnen eine histologische Sicherung erfolgen, im Falle nicht tastbarer Befunde bei mehr als 80 % der erkrankten Frauen. Falls eine primäre Chemotherapie geplant wird, ist eine vorherige histologische Sicherung der Diagnose obligat.

Zur Metastasendiagnostik sollten folgende apparative Untersuchungen erfolgen: Röntgenuntersuchung des Thorax, Lebersonographie, Skelettszintigraphie (Ausnahme: Stadium $pT_1N_0M_0$).

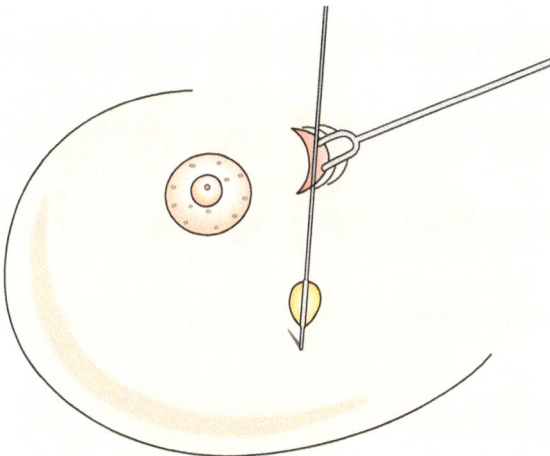

Abb. 1.1: Befundmarkierung vor der Operation.

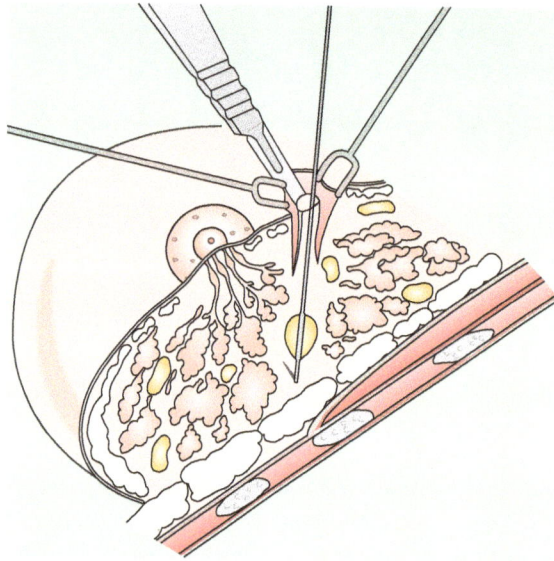

Abb. 1.2: Gezielte Entfernung des markierten Befundes.

1.2 Operative Strategie

Die vollständige Tumorexstirpation mit einem tumorfreien Randsaum (R0) bildet die Grundlage für alle nachfolgenden therapeutischen Schritte. Der Sicherheitsabstand zwischen Tumor und Resektionsrand sollte in der histologischen Begutachtung 1 mm oder mehr für das invasive Karzinom bzw. die intraduktale Tumorkomponente betragen.

Der Sicherheitsabstand zwischen Tumor und Resektionsrand sollte in der histologischen Begutachtung 5 mm oder mehr für das duktale Karzinom in situ (DCIS) betragen.

1.3 Brusterhaltende Therapie

Ziel der operativen Therapie ist die Erhaltung der Brust, sofern onkologisch und kosmetisch vertretbar. Die brusterhaltende Operation mit nachfolgender Strahlentherapie ist hinsichtlich der Überlebenszeit mindestens gleichwertig im Vergleich zur modifiziert radikalen Mastektomie. Alle Patientinnen sollten daher über beide Verfahren aufgeklärt werden. Ist eine Mastektomie geplant, sollte die Patientin über die Möglichkeiten der simultanen oder späteren Rekonstruktion aufgeklärt werden. Nachfolgend ist der Patientin die erforderliche Zeit zur Entscheidungsfindung einzuräumen, und der Wunsch der Patientin ist zu respektieren.

Indikationen zur brusterhaltenden Therapie sind:

– nicht invasive Karzinome der Brust (DCIS, lobuläres Karzinom in situ (CLIS)), die lokal begrenzt sind.
– invasive Karzinome mit günstiger Relation zwischen Tumorgröße und Brustvolumen.
– invasive Karzinome mit begleitendem DCIS, wenn die Resektionsränder im Gesunden liegen (Sicherheitsabstand: s. o.).

Ist das Karzinom präoperativ nicht tastbar, muss eine sonographisch oder radiologisch gesteuerte präoperative Markierung erfolgen (Draht- oder Farbmarkierung). Die Sicherheit der Exstirpation ist dann durch ein entsprechendes ex vivo-Verfahren zu gewährleisten (z. B. Präparat-Radiographie).

1.4 Mastektomie

Ist die Einhaltung der o. g. Kriterien nicht möglich, besteht die Indikation zur modifiziert radikalen Mastektomie. Eine weitere Indikation ist der Wunsch der Patientin nach einer Ablatio mammae. Die Schnittführung bei der Ablatio sollte die Möglichkeiten der Rekonstruktion berücksichtigen und erfolgt quer oder schräg. Die modifiziert radikale Mastektomie umfasst die Entfernung des gesamten Brustdrüsengewebes einschließlich der Fascie des Musculus pectoralis major, der Haut, der Brustwarze und des Warzenvorhofs. Im Gegensatz zu der in früheren Zeiten durchgeführten Operationstechnik nach Rotter-Halsted bleibt die Pectoralismuskulatur erhalten.

Indikationen zur Mastektomie:

- unvollständige Tumorentfernung nach entsprechender Nachresektion
- multizentrisches Tumorwachstum
- ausgedehntes DCIS >4 cm
- inflammatorisches Mammakarzinom
- diffuse ausgedehnte Kalzifikationen vom malignen Typ
- Ablehnung der Strahlentherapie durch die Patientin
- Unzureichende technische Durchführbarkeit der Strahlentherapie durch Begleiterkrankungen der Patientin
- Wunsch der Patientin

1.5 Plastisch-rekonstruktive Brustoperationen

Brustrekonstruktionen können im Rahmen der operativen Primärtherapie oder nach einem zeitlichen Intervall erfolgen. Ob diese Maßnahme einen günstigen oder ungünstigen Einfluss auf den Verlauf der Erkrankung hat, ist bisher nicht hinreichend geklärt. Die Entscheidung, ob und zu welchem Zeitpunkt die rekonstruktive Brustoperation erfolgen soll, hängt von der individuellen Situation der Patientin und ihren Wünschen ab. Die Indikation zur Rekonstruktion der Brust stellt die Patientin nach individuell ausgerichteter Beratung durch ihre behandelnden Ärzte. Zur Erhaltung oder Wiederherstellung der Symmetrie kann eine angleichende Operation der kontralateralen Brust indiziert sein.

1.6 Dukales Karzinom in situ (DCIS)

Das duktale Karzinom in situ ist in den letzten Jahren mit zunehmender Häufigkeit diagnostiziert worden. Nach alleiniger operativer Therapie liegt das langfristige Rezidivrisiko bei 25–50 %, wobei das Rezidiv sowohl präinvasiv als auch invasiv sein kann. Begünstigend für eine Rezidivmanifestation sind präoperativ tastbare DCIS-Tumore, fehlende oder fragliche Tumorfreiheit im Resektionsrand, Nachweis von Komedonekrosen und alleinige operative Therapie. Zur Kontrolle über die Erkrankung ist ein entsprechender Sicherheitssaum gesunden Gewebes erforderlich (s. o.). Das Lokal-rezidivrisiko wird durch eine postoperative Strahlentherapie gesenkt.

Die Indikation zur Dissektion der axillären Lymphknoten besteht beim DCIS nicht. Die Indikation zur Mastektomie sollte gestellt werden, wenn auch durch mehrere Nachresektionen kein entsprechender tumorfreier Randsaum erzielt werden kann oder der Tumordurchmesser des DCIS 4 cm überschreitet.

1.7 Operatives Konzept der Axilladissektion

Beim invasiven Mammakarzinom gehört die Dissektion der axillären Lymphknoten zum Gesamtkonzept der Behandlung. Dies gilt sowohl für die brusterhaltende Therapie als auch für die Mastektomie. Derzeitiger Standard ist die Entfernung und histologische Untersuchung von mindestens zehn axillären Lymphknoten der Level I und II. Im Falle einer axillären Lymphknotenmetastasierung handelt es sich dabei nicht nur um eine diagnostische Maßnahme sondern auch um einen therapeutischen Eingriff, der zur Senkung der Lokalrezidivrate beiträgt. In folgenden besonderen und seltenen Situationen kann auf die Dissektion der axillären Lymphknoten in der o. g. Form verzichtet werden:

- mikroinvasive Mammakarzinome ≤ 2 mm
- tubuläre Mammakarzinome < 1 cm
- sehr alte Patientinnen ohne klinischen (und sonographischen) axillären Tumorhinweis
- negative Sentinel-Lymphknoten-Biopsie (SNB) nach entsprechender Aufklärung der Patientin

1.8 Konzept der Sentinel-Lymphknoten-Biopsie (SNB)

Die Lymphflüssigkeit des Mammatumors fließt zuerst in den benachbarten Sentinel-Lymphknoten (Sentinel Node, SN), den sog. Wächterlymphknoten. Im Falle einer lymphatischen Metastasierung erreichen die Karzinomzellen mit der Lymphe diesen Sentinel-Lymphknoten als erstes. Über ihn breiten sich die Karzinomzellen dann weiter im Lymphsystem aus. Die SNB ermöglicht es, bereits während einer Karzinomoperation festzustellen, ob eine lymphatische Metastasierung vorliegt. Mit diesem Ziel wird der Sentinel-Lymphknoten operativ entfernt und der histologischen Untersuchung zugeführt. Ist der Sentinel-Lymphknoten frei von Karzinomzellen, erlaubt dies, je nach Lage des Tumors und anatomischem Bezug zum Lymphabflussgebiet, den Rückschluss, dass auch das umliegende Lymphgewebe nicht metastatisch befallen ist. Die Anwendung dieses Konzepts beinhaltet die Entfernung des malignen Tumors sowie die Entfernung des Sentinel-Lymphknotens. Bei Tumorfreiheit des Sentinel-Lymphknotens wird in zunehmendem Maße auf die klassische Lymphonodektomie verzichtet, wenn bestimmte Kriterien der Qualitätssicherung erfüllt sind.

In Deutschland erkranken jährlich rund 50 000 Frauen an Brustkrebs. Bei 60 % dieser Patientinnen sind die axillären Lymphknoten tumorfrei. Die nodal-negativen Patientinnen werden derzeit allerdings genauso radikal operiert wie Frauen mit tumorbefallenen Lymphknoten. Die nodal-negativen Patientinnen sind damit allen Risiken der konventionellen axillären Lymphonodektomie ausgesetzt. Beim Mammakarzinom ist der axilläre Lymphknoten-Status der wichtigste Prognosefaktor für das Gesamtüberleben und das rezidivfreie Überleben der erkrankten Frauen. Die radikale axilläre Lymphonod-

ektomie dient neben der Entfernung eventuell vorhandener tumorbefallener Lymphknoten auch der Therapieentscheidung in der adjuvanten Situation. Mit der Entfernung des
Sentinel-Lymphknotens als Referenz-Lymphknoten für die Axilla existiert nach heutigen
Erkenntnissen die Möglichkeit, unter optimalen Bedingungen mit 97–99 %iger Sicherheit eine Aussage über den Nodalstatus in der Achselhöhle zu treffen.

1.9 Technik der Sentinel-Lymphknoten-Biopsie

Der Sentinel-Lymphknoten ist der erste Lymphknoten im Lymphabflussgebiet eines
Mammakarzinoms mit der höchsten Wahrscheinlichkeit für einen metastatischen Be-
fall. Im Durchschnitt findet man bei der histologischen Aufarbeitung 1.9 bis 2.4 Sentinel-Lymphknoten. Der Sentinel-Lymphknoten wird durch eine radioaktive Tracersub-

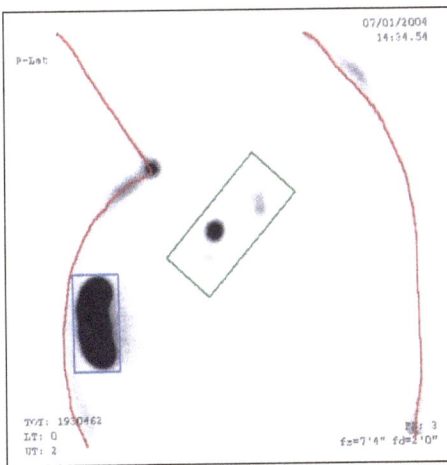

Abb. 1.3: Der Sentinel-Lymphknoten wird durch eine radioaktive Tracersubstanz lymphographisch markiert (Darstellung von der Seite).

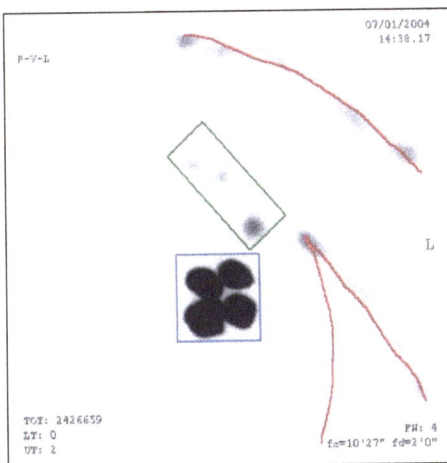

Abb. 1.4: Der Sentinel-Lymphknoten wird durch eine radioaktive Tracersubstanz lymphographisch markiert.

Tabelle 1.1: Vergleich der Methoden: Radiokolloidmarkierung vs. Farbstoffmarkierung.

	Radiokolloid	Farbstoff
Investition	hoch	niedrig
logistischer Aufwand	hoch	niedrig
Lernphase	länger	kürzer
zeitlicher Ablauf	mehrzeitig	einzeitig
allergische Reaktion	nicht bekannt	möglich
Methoden-Probleme	Überstrahlung möglich	kleines Zeitfenster
ex vivo-Kontrolle möglich	ja	nein

stanz lymphographisch markiert und/oder durch Farbstoff dargestellt. Bei der nuklearmedizinischen Methode wird ein mit Technetium versetztes kolloidales Humanalbumin (z. B. Nanocoll®) verwendet. Die Anwendung von Farbstofflösungen (z. B. Patentblau-V) kann ergänzend erfolgen, wird jedoch aufgrund der aktuellen Datenlage nicht als eigenständige Standardmethode empfohlen. Die Charakteristika beider Methoden sind in Tab. 1.1 zusammengestellt.

Die höchsten Detektionsraten zeigten sich nach peritumoraler und subdermaler Injektionstechnik. Zu den Strukturvoraussetzungen gehört eine enge Kooperation zwischen Brustoperateur, Nuklearmediziner und Pathologen. Die Möglichkeit zur Applikation radioaktiv markierter sowie die Möglichkeit zur Lymphszintigraphie muss vorhanden sein. Die Technetium-Markierung des Sentinel-Lymphknotens erfolgt üblicherweise in einer nuklearmedizinischen Abteilung. Eine Gammasonde zur intraoperativen Darstellung des Sentinel-Lymphknotens gehört ebenso zur erforderlichen Strukturqualität wie die histologische protokollgerechte Bearbeitung des Sentinel-Lymphknotens sowie die Dokumentation und Auswertung der eigenen Daten.

1.10 Zeitlicher Ablauf und Strahlenschutzaspekte

Nanocoll® kann entweder einen Tag vor der Operation (2-Tages-Protokoll) oder wenige Stunden präoperativ (1-Tages-Protokoll) injiziert werden. Die nuklearmedizinisch induzierte Strahlenbelastung für die Patientin, den Operateur, das Op-Personal und die Mitarbeiter der Pathologie liegt für beide Injektionszeitpunkte deutlich unter den von der Strahlenschutzordnung vorgesehenen Grenzwerten. So führt beispielsweise beim 2-Tages-Protokoll die applizierte Aktivität von 200 MBq Tc-Kolloid zu einer einmaligen effektiven Strahlendosis von 0.5–1.5 mSv.

Nach nuklearmedizinischer Markierung lässt sich die Anreicherung des radioaktiven Materials im Sentinel-Lymphknoten mit einer Gammasonde transkutan bereits vor OP-Beginn darstellen und quantitativ messen. So kann der Hautschnitt im Idealfall direkt über dem zu entfernenden Lymphknoten geführt werden. Bei den meisten Patientinnen liegt der Sentinel-Lymphknoten relativ weit kaudal in der Axilla. Nach Hautinzision und Mobilisierung des subkutanen Fettgewebes lässt sich die mit einem sterilen Überzug versehene Gammasonde in die offene Wunde einbringen. Dies führt zur gezielten Darstellung des Sentinel-Lymphknotens, der dann isoliert exstirpiert und zur histologischen Schnellschnittuntersuchung weitergeleitet wird. Die unmittelbar nach der Exstirpation durchgeführte extrakorporale Kontrolle des OP-Präparats mit der Gammasonde erhöht die diagnostische Sicherheit, den Sentinel-Lymphknoten auch wirklich erfasst und exstirpiert zu haben. Die nachfolgende erneute Einbringung der Gammasonde in die Wunde ohne entsprechenden Aktivitätsnachweis ergibt als Gegenkontrolle eine zusätzliche Erhöhung der Treffsicherheit.

Beim kombinierten Einsatz der nicht obligaten Blaufärbung mit Patentblau-V ergibt sich eine zusätzliche anatomische Orientierung im OP-Situs. Die Rationale für die Minimalanforderung an die pathologische Untersuchung des Sentinel-Lymphknotens ist die Entdeckung von Metastasen.

1.11 Qualitätssicherung zwingend erforderlich

Die Sentinel-Lymphknoten-Biopsie ist eine neue diagnostische Operationsmethode. Sie findet eine zunehmende Verbreitung. Daher haben Maßnahmen zur Qualitätssicherung eine zentrale Bedeutung. Leitlinien und qualitätssichernden Maßnahmen der Fachgesellschaften sind hierbei wegweisend für den Einsatz dieser neuen Technik in der klinischen Routine. Von besonderer Relevanz ist dies angesichts des wachsenden Wettbewerbs zwischen den Krankenhäusern im DRG-Zeitalter (DRG = Diagnosis Related Groups) bei gleichzeitig wachsenden Qualitätsanforderungen.

Als Qualitätsindikatoren der eigenen Zuverlässigkeit im Umgang mit der Methode sollte die kliniksinterne Falsch-Negativ-Rate unter 5 % liegen. Die Rate axillärer Rezidive sollte unter 2 % innerhalb von drei Jahren liegen.

Alle bisher veröffentlichten Studien haben gezeigt, dass die erfolgreiche Darstellung und Entfernung des Sentinel-Lymphknotens von der Lernkurve des Operateurs abhängig ist. Die histopathologische Nomenklatur unter Einbeziehung des Sentinelkonzepts ist in Tab. 1.2 zusammengestellt.

Die Durchführung der Sentineltechnik nach primär systemischer Therapie, bei Frauen mit multifokalen und multizentrischen Tumoren oder mit Tumorbefall außerhalb der Axilla sollte nur unter Studienbedingungen durchgeführt werden. Auch beim ductalen Carcinoma in situ (DCIS) wird die Indikation zur Durchführung der Sentineltechnik z. Z. diskutiert. In der Schwangerschaft und bei Allergien gegen die verwendeten lymphgängigen Substanzen ist die o. g. Sentineltechnik kontraindiziert (Tab. 1.3).

Tabelle 1.2: Anforderungen an die Dokumentation des histopathologischen Sentinelbefundes nach TNM-Klassifikation (TNM = Tumor, Lymphknoten, Metastasen; pN = pathologisch-anatomisch ermittelter Lymphknotenstatus).

a) Makrometastase	Lymphknotenmetastase mit maximalem Durchmesser, Kapseldurchbruch ja/nein Verweis auf pN-Kategorie am axillären Dissektionspräparat
b) Mikrometastase	Mikrometastase mit maximalem Durchmesser, Verweis auf pN-Kategorie am axillären Dissektionspräparat
c) isolierte Tumorzellen	isolierte Tumorzellen im SN: pN0(i+)(sn) bei Nachweis durch IHC pN0(i+)(sn)
d) tumorfrei	metastasenfreier SN ohne Nachweis isolierter Tumorzellen nach zusätzlicher Untersuchung in Stufenschnitten und/oder zusätzlicher immunhistochemischer Untersuchung: pN0(i−)(sn)

Tabelle 1.3: Indikationen und Kontraindikationen zur Sentinel-Lymphknoten-Biopsie beim Mammakarzinom.

Akzeptierte Indikationen	Mögliche Indikationen gemäß individueller Entscheidung	Kontraindikationen
unifokales Mammakarzinom Tumorgröße bis 2 cm Primär-OP Sekundär-OP nach Lumpektomie möglich	bifokales Mammakarzinom Tumorgröße 2–3 cm ausgedehntes DCIS und vermutete Mikroinvasion	Gravidität Multizentrizität Zweitkarzinom Tracer-Unverträglichkeit axilläre Vor-OP ausgedehnte intramammäre Vor-OP V. a. fortgeschrittene Lympmphknotenmetastasierung

Im präoperativen Aufklärungsgespräch mit der Patientin muss die klassische Axilladissektion nach wie vor als Standardoperation benannt werden. Falls eine alleinige Sentinel-Lymphknoten-Biopsie vorgesehen ist, sollte die Patientin sowohl über die allgemeine als auch über die kliniksinterne Falsch-Negativ-Rate informiert werden. Ergänzend hierzu muss die Patientin über ihr individuelles Risiko für einen methodenbedingt nicht erfassten Lymphknoten differenziert aufgeklärt werden. Therapeutische Konsequenzen sind in Tab. 1.4 zusammengefasst. Im Rahmen einer qualitätsgesicherten Einführung der neuen Operationstechnik in das Versorgungskonzept sollte nicht nur das individuelle Aufklärungsgespräch schriftlich dokumentiert werden, sondern auch die leitliniengerechte Durchführung der Methode gemäß den Vorgaben durch die Fachgesellschaften, die verwendete nuklearmedizinische Dosis, die kliniksspezifische Falschnegativ-Rate sowie die Detektions- und Rezidivrate. Das hier beschriebene Konzept der leitliniengerechten Durchführung der Sentineltechnik ist nach eigenen Erfahrungen mit vertretbarem Aufwand auch unter DRG-Bedingungen gut praktikabel.

Tabelle 1.4: Bedeutung der Sentinelbefunde für lokale und systemische Therapieentscheidungen (mi = Mikrometastase).

Sentinel(SN)-Status	Lokale Therapie	Systemische Therapie
pN0 (SN)	keine	nach Leitlinie entsprechend N0
pN1	Axilladissektion Level I und II.	nach Leitlinie entsprechend N1
pN1 (mi)	Axilladissektion Level I und II Alternativ (2. Präferenz): Radiatio der Lymphabflussgebiete	nach Leitlinie entsprechend N1
pN0 (i+) (SN)	keine	nach Leitlinie entsprechend N0
Detektion extra-axillärer SN	keine	nach Leitlinie entsprechend N0/N1 (Axillastatus)

2 Erweiterte pathologische Diagnostik: Was ist neu?

Iris Bittmann

2.1 Einleitung

Die pathomorphologische Diagnostik der weiblichen Brustdrüse stellt in der täglichen Diagnostik eine hohe Herausforderung dar. Gerade durch die Einführung von Screening-Untersuchungen und einer verbesserten radio-morphologischen Diagnostik sind wir vermehrt mit Vorläuferläsionen bzw. Indikatorläsionen konfrontiert, die eine Risikoabschätzung bezüglich der Entwicklung eines invasiven Karzinoms erfordern. Die Diagnostik der intraduktalen und invasiven Karzinome beinhaltet zunehmend, neben den klassischen morphologischen Kriterien, die Erhebung zusätzlicher Prognosemarker und prädiktiver Faktoren, die stetig durch wachsendes Verständnis der molekularbiologischen Zusammenhänge erweitert werden.

Ein pathologisch-anatomischer Befund sollte grundsätzlich die folgenden Informationen enthalten:

– Histopathologischer Tumortyp
– Graduierung (invasives Karzinom und DCIS)
– Tumorgröße
– Multifokalität/-zentrizität
– R-Klassifikation, Sicherheitsabstände
– Peritumorale Gefäßinvasion
– pTNM
– Hormonrezeptorstatus (invasives Karzinom und DCIS)
– HER2-Status (HER2 = human epidermal growth factor receptor 2)

Als Grundlage dienen die folgenden aktuellen Leitlinien:

1. European guidelines for quality assurance in breast cancer screening and diagnosis. Fourth Edition. European Commission 2006.
2. Interdisziplinäre S-3-Leitlinien für die Diagnostik Therapie und Nachsorge des Mammakarzinoms. 1. Aktualisierung 2008. ISBN: 978-3-88603-934-0.
3. Diagnostik und Therapie des Mammakarzinoms der Frau (Hrsg.: Deutsche Krebsgesellschaft e. V.).

2.2 Histopathologische Klassifikation

Zylinderepithelmetaplasie und Flache Epithelatypie

– Zylinderzellläsionen fallen auf Grund der häufig assoziierten radiologischen Mikrokalzifikationen vermehrt insbesondere durch Screening-Untersuchungen auf (4).
– Die einfache Zylinderepithelmetaplasie ohne Atypien ist eine Transformation des kuboidalen Zylinderepithels in ein hochprismatisches Epithel.

– Die aktuelle WHO-Klassifikation der flachen epithelialen Atypie (FEA) beschreibt diese als vermutlich neoplastische intraduktale Veränderung. Sie ist charakterisiert durch den Ersatz luminal ortsständiger epithelialer Zellen durch gering atypische Zellen, die einlagig oder mehrlagig sein können.

– Die klinische Bedeutung der FEA liegt in einer möglichen Assoziation mit anderen epithelialen Veränderungen wie DCIS, atypischer duktalen Epithelhyperplasie (ADH), lobulärer Neoplasie (LN) oder invasive Karzinome.

– Leider fehlen für eine evidenzbasierte Einordnung der FEA noch immer die notwendigen Studien. Die Diagnose einer FEA in der Stanzbiopsie sollte, trotz einer noch unsicheren Datenlage, eine Exzision nach sich ziehen. Findet sich keine weitergehendere Läsion als eine FEA im Brustgewebsexzisat, gibt es zum jetzigen Zeitpunkt keine sicheren Therapieempfehlungen, sodass momentan zu einer abwartenden und nachkontrollierenden Strategie geraten wird.

Lobuläre Neoplasie

– Die lobuläre Neoplasie umfasst das Spektrum des CLIS und der atypischen lobulären Neoplasie (ALH). Sie gilt als Risikoläsion (2) und als nicht obligater Vorläufer für die Entwicklung eines nachfolgenden invasiven Karzinoms in der ipsilateralen und kontralateralen Mamma.

– Morphologisch handelt es sich um eine Zellproliferation, die die terminale duktulo-lobuläre Einheit (TDLU) partiell oder komplett ausfüllt. Es kann dabei zu einer deutlichen Distension der TDLU kommen. In seltenen Fällen finden sich deutliche Kernpolymorphien oder eine reine Population aus Siegelringzellen. Immunhistologische ist die LN durch eine fehlende Expression von E-Cadherin charakterisiert.

– Die aktuellen Empfehlungen der WHO schlagen eine Graduierung in LIN1-3 vor. Die klinische Relevanz einer solchen Unterscheidung ist noch nicht abschließend geklärt.

– Die LN ist in der Regel ein Zufallsbefund, da sie in den meisten Fällen kein mammographisches oder makroskopisches Korrelat hat.

– Bei stanzbioptisch gesicherter LN findet sich in 17 % der Fälle in der nachfolgenden offenen Biopsie eine höhergradige Läsion.

– Das relative Risiko für die nachfolgende Entwicklung eines DCIS nach Diagnose einer isolierten LN ist gegenüber der Normalbevölkerung um das 4.5- bis 12-fache erhöht.

– Zu den LIN3-Läsionen gehören das extensive CLIS, das pleomorphe CLIS und das siegelringzellige CLIS. Diese drei Sonderformen manifestieren sich klinisch und radiologisch anders als LIN1 und LIN2-Läsionen. Es kann z. B. beim extensiven CLIS ein Tastbefund bestehen und das pleomorphe CLIS kann auf Grund komedoartiger Nekrosen mit radiomorphologisch sichtbaren Mikrokalzifikationen assoziiert sein.

– Der Befund einer LN in einer prätherapeutischen Stanze sollte zum Ausschluss einer weitergehenden Veränderung eine offene Biopsie nach sich ziehen.

– Der alleinige Nachweis einer LN (LIN1 und LIN2) in der Biopsie führt zu keiner weiteren chirurgischen Konsequenz. Diese Patientinnen sollten jedoch sorgfältig nachkontrolliert werden.

– Die Ausnahme bildet das pleomorphe CLIS. Dies hat den Charakter einer obligaten Präkanzerose und sollte ähnlich wie ein DCIS durch eine vollständige Exzision behandelt werden.

Duktales Karzinom in situ (DCIS)

– Die DCIS sind eine pathomorphologisch und genetisch heterogene Gruppe neo-
plastischer intraduktaler Epithelproliferationen.
– Die WHO Klassifikation definiert sie als eine intraduktale Epithelproliferation mit
erhöhter Proliferation, diskreten bis hochgradigen Epithelatypien sowie einer inhä-
renten aber nicht obligaten Tendenz zur Progression in ein invasives Karzinom.
– Differenzialdiagnostisch sind abzugrenzen die ADH und die FEA.
– Die Häufigkeit des DCIS hat in den letzten Jahren, insbesondere in den Ländern
die Screening-Programme durchführen, deutlich zugenommen (6). Dies ist bedingt
durch den Umstand, dass 70–95 % der DCIS mit radiomorphologisch detektier-
barem Mikrokalk assoziiert sind.
– Eine Korrelation von pathomorphologischem Befund und DCIS ist aus diesem
Grund sowohl an stanzbioptischem Material als auch Exzisaten erforderlich.
– Das Risiko in ein invasives Karzinom überzugehen, liegt beim nicht behandelten
DCIS durchschnittlich bei 43 %. Die invasiven Karzinome werden in der Regel etwa zehn Jahre später im selben Quadranten entdeckt. Dies lässt den Schluss zu,
dass es sich beim DCIS um eine Präkanzerose und nicht obligaten Vorläufer des
invasiven Mammakarzinoms handelt.
– Eine besondere Schwierigkeit stellt der Nachweis/Ausschluss einer Mikroinvasion
dar. Nach Ansicht der International Union Against Cancer (UICC) besteht eine Mikroinvasion, wenn sich Karzinomzellen jenseits der Basalmembran in das Stroma
ausbreiten. Der einzelne Herd darf nicht größer als 1 mm sein. Eine das DCIS be-
gleitende Sklerose und Entzündungsreaktion kann diese Beurteilung zu einem er-
heblichen Problem machen.

2.3 Graduierung und Klassifikation des DCIS

Die klassische Einteilung des DCIS basiert auf den histologischen Baumustern: Kome-
dotyp, kribriform, papillär, mikropapillär, solide. Daneben wird ein Grading (1) vor-
geschlagen, dass sich vor allem an der Zytologie, Kernveränderungen und dem Fehlen
oder Vorhandensein von Komedonekrosen orientiert (Tab. 2.1 und 2.2).

Tabelle 2.1: Graduierung des DCIS (1).

Grad	Zytologie/ Kerngrad (K)	Nekrosen	Kalzifikationen	Architektur
Low Grade	kleine, monomorphe Zellen mit kleinen Kernen (K1)	–	lamellär	Bögen, kribriform, solide u./o. mirkopapillär
Intermediate Grade	Zytologie ähnlich wie Low Grade K1 oder intermediärer Kerngrad (K2)	+ –/+	lamellär oder amorph	Solide, kribriform, mikropapillär
High Grade	hochgradige Zellatypien, polymorphe Zellkerne (K3)	–/+	amorph	eine Zelllage, mikropapillär, kribriform o. solide

Tabelle 2.2: Nukleäres Grading des DCIS (1).

Kerngrad	Kernform	Kerngröße	Chromatin	Nukleolen	Mitosen
1 niedrig	monoton und isomorph	1.5–2 Erythrozyten- oder Gangepithelzellkern-durchmesser	gewöhnlich diffus, feinkörnig	nur gelegentlich	selten
2 intermediär	weder Kerngrad 1 noch 3				
3 hoch	deutlich pleomorph	>2.5 Erythrozyten- oder Gangepithelzellkern-durchmesser	gewöhnlich vesikulär bzw. unregelmäßg	prominent häufig multipel	evtl. auffällig

Tabelle 2.3: University of Southern California/Van-Nuys-Prognostischer-Index (USC/VNPI) (9).

Scorewert	1	2	3
Größe (mm)	≤15	16–40	≥41
Abstand vom Resekionsrand (mm)	≥10	1–9	<1
Pathomorph. Klassifikation	non high grade ohne Nekrosen	non high grade mit Nekrosen	high grade mit/ohne Nekrosen
Alter (Jahre)	>60	40–60	<40

VNPI = Scorewert (Größe + Rezidivrisiko + path. Klassifikation + Alter)

VNPI (Summenscore)	Rezidivrisiko	Therapieempfehlung
4–6	niedrig	Exzision
7–9	intermediär	Exzision und Bestrahlung
10–12	hoch	Mastektomie

Dies bildet auch die Grundlage für die Van-Nuys-Klassifikation:

- Van-Nuys Gruppe I: Non-High-Grade ohne Komedonekrosen
- Van-Nuys Gruppe II: Non-High-Grade mit Komedonekrosen
- Van-Nuys Gruppe III: High-Grade ohne/mit Komedonekrosen

Mittels des Van-Nuys-prognostischer-Index (9) kann eine statistisch signifikante Einschätzung des Rezidivrisikos vorgenommen werden (Tab. 2.3).

2.4 Dokumentation des DCIS

Folgende Parameter sollten dokumentiert werden (6):

- Nukleäres Grading, Vorhandensein von komedoartigen Nekrosen, Architektur
- Größe (Ausdehnung, Verteilungsmuster = kontinuierlich/diskontinuierlich)
- Resekionsrandstatus, Sicherheitsabstände (die aktuellen S3-Leitlinien empfehlen einen Sicherheitsabstand von mindestens 5 mm)

– Mikrokalk assoziiert mit DCIS
– Hormonrezeptorexpression (falls die Patientin für eine Tamoxifentherapie nach brusterhaltender Therapie vorgesehen ist)

Invasive Karzinome

– Die histologische Typisierung invasiver Mammakarzinome folgt den Kriterien der WHO-Klassifikation (1) (Tab. 2.4).
– Einzelne dieser Typen, wie das tubuläre, kribrifome, muzinöse oder adenoid-zystische Karzinom zeigen einen günstigeren Verlauf.
– Das invasive duktale Karzinom ist mit 40–75 % der häufigste histologische Typ. Invasive lobuläre Karzinome stellen etwa 5–15 % der Mammakarzinome dar.

Tabelle 2.4: WHO Klassifikation der Mammakarzinome (1).

- invasives duktales Karzinom, not otherwise specified, (NOS)
  - gemischter Typ
  - pleomorphes Karzinom
  - Karzinom mit chorionkarzinomartigen Merkmalen
  - Karzinom mit osteoklastenartigen Riesenzellen
  - Karzinom mit melanotischen Merkmalen
- invasives lobuläres Karzinom
- tubuläres Karzinom
- invasives kribriformes Karzinom
- medulläres Karzinom
- muzinöses Karzinom und andere muzinreiche Tumoren
  - muzinöses Karzinom
  - Zystadenokarzinom und zylinderzelliges muzinöses Karzinom
  - Siegelringzellkarzinom
- neuroendokrine Tumoren
  - solides neuroendokrines Karzinom
  - atypischer Carcinoidtumor
  - kleinzelliges Karzinom
  - großzelliges neuroendokrines Karzinom
- invasives papilläres Karzinom
- invasives mikropapilläres Karzinom
- apokrines Karzinom
- metaplastische Karzinome
  - rein epitheliale metaplastische Karzinome
  - Plattenepithelkarzinom
  - Adenokarzinom mit Spindelzell-Metaplasie
  - adenosquamöses Karzinom
  - mukoepidermoides Karzinom
  - gemisches epithelial-/mesenchymales metaplastisches Karzinom
- lipidreiches Karzinom
- sekretorisches Karzinom
- onkozytäres Karzinom
- adenoid-zystisches Karzinom
- Azinuszellkarzinom
- glykogenreiches klarzelliges Karzinom
- sebazeöses Karzinom
- inflammatorisches Karzinom

Tabelle 2.5: Histologisches Grading von Mammakarzinomen nach Elston und Ellis (3).

Merkmale	Kriterien	Scorewert
Tubulusausbildung	>75 %	1
	10–75 %	2
	<10 %	3
Kernpolymorphie	gering	1
	mittelgradig	2
	stark	3
Mitoserate	0–5/10HPF	1
	6–11/10 HPF	2
	≥12/10 HPF	3

Summenscore (3–9)

Summenscore	Malignitätsgrad	Grading	Definition
3, 4, 5	gering	1	gut differenziert
6, 7	mäßig	2	mäßig differenziert
8, 9	hoch	3	schlecht differenziert

Histologische Graduierung

– Alle invasiven Mammakarzinome werden graduiert. Die Tumorgraduierung stellt einen relevanten Prognosefaktor dar und korreliert mit dem Lymphknotenstatus, Rezidivrate, Mortalitätsrate und Rezeptorstatus. Die histopathologische Graduierung erfolgt nach Elston und Ellis (3) (Tab. 2.5).
– Basis der Graduierung sind Kerngrading, morphologische Charakteristika und Mitoserate.

Bearbeitung von Operationspräparaten

– Die korrekte pathologisch-anatomische Beurteilung setzt eine standardisierte und sorgfältige Bearbeitung voraus.
– Voraussetzung für ein solches Vorgehen ist die eindeutige topographische Orientierung und Markierung durch den Operateur. Vorherige Gewebeentnahmen sollten unterbleiben. Die makroskopische Beschreibung sollte Größe, Dimensionen (3 ×) und Gewicht des Präparates enthalten. Eine Markierung bzw. Orientierung des OP-Präparates wird vorgenommen.
– Die Anzahl der Gewebeentnahmen richtet sich nach der Art der vorliegenden Veränderungen. Ein gut umschriebener Tumor kann durch wenige Gewebeentnahmen unter Einbeziehung der Resektionsränder untersucht werden. Deutlich höher ist der Aufwand bei nicht palpablen Läsionen oder assoziiertem Mikrokalk (7).
– Anzahl der Lymphknoten und Dimension des größten Lymphknotens (falls sichtbar) sollten dokumentiert werden.
– Alle axillären Lymphknoten werden vollständig eingebettet und untersucht.

Dokumentation der mikroskopischen Untersuchung und Begutachtung

Es sollten folgende Angaben dokumentiert werden:

- Art der Gewebeprobe
- Seitenangabe
- Karzinom
  - histologischer Typ
  - Grading (invasive Karzinome und DCIS)
  - Ausdehnung einer intraduktalen Tumorkomponente
  - Tumorgröße
  - Angabe zusätzlicher Tumorherde
- Resektionsrand-Status (invasive Karzinome und DCIS)
- peritumorale Gefäßinvasion
- Lymphknotenstatus (falls vorhanden)
- pTNM

Zusatzuntersuchungen

- Bei allen invasiven Karzinomen wird im Rahmen der Primärdiagnostik der Hormonrezeptor- und HER2-Status bestimmt.

Hormonrezeptorbestimmung

- Die Hormonrezeptorbestimmung wird standardisiert, unter Verweis auf das verwendete Scoringsystem, angegeben (8). Grundlage ist die Bestimmung der Färbeintensität und des Prozentsatzes positiv reagierender Zellkerne. Zwei gebräuchliche Scores sind der immunreaktive Score nach Remmele und Stegener und der Allred-(Quick)-Score (Tab. 2.6).

Tabelle 2.6a: Immunreaktiver Score nach Remmele und Stegener (8) (Skala von 0 bis 12).

Farbreaktion an den Kernen
0 = keine Reaktion, 1 = schwache Reaktion,
2 = mittlere Reaktion, 3 = starke Reaktion

Prozentsatz der positiven Kerne
0 = keine positiven Zellen, 1 = unter 10 %
2 = 20 bis 50 %, 3 = 51 bis 80 %
4 = über 80 %

Farbreaktion an den Kernen × *Prozentsatz positiver Kerne* = Klassifikations-Stufe

Tabelle 2.6b: Quick (Allred) Score (7) (Skala von 0 bis 8).

Farbreaktion an den Kernen
0 = keine Reaktion, 1 = schwache Reaktion,
2 = mittlere Reaktion, 3 = starke Reaktion

Prozentsatz der positiven Kerne
0 = keine positiven Zellen, 1 = <1 %
2 = 1–10 % , 3 = >10–32 %
4 = 33–66 %, 5 = ≥67

Farbreaktion an den Kernen + *Prozentsatz positiver Kerne* = Klassifikations-Stufe
Negativ = 0–2; Positiv = 3–8

Tabelle 2.7: Bewertung HER2-Immunhistochemie.

Score	Reaktionsmuster	Bewertung
0	Keine Färbereaktion oder 10% der Tumorzellen Mit Markierung der Zellmembran	negativ
1+	>10% der Tumorzellen mit schwacher inkompletter Färbereaktion	negativ
2+	>10% der Tumorzellen mit zirkulärer Markierung der Zellmembran, Färbeintensität gering bis mittelgradig	fraglich
3+	>30% der Tumorzellen mit zirkulärer Markierung der Zellmembran, Färbeintensität stark	positiv

HER2/neu-Bestimmung

- Die Bestimmung des HER2-Status ist Standard beim neu diagnostizierten invasiven Mammakarzinom. Der HER2-Status ist ein prädiktiver Parameter für das Ansprechen auf eine Trastzumab-Therapie, die seit 2006 für die adjuvante Therapie von HER2 überexprimierenden Mammakarzinomem zugelassen ist. Etwa 18–20% der Mammakarzinome zeigen eine Überexpression des HER2 Proteins, meist auf Grund einer Amplifikation des HER2-Gens.
- Der HER2-Status wir immunhistochemisch (IHC) und mit Fluoreszenz-In-situ-Hybridisierung (FISH) oder Chromogen-In-situ-Hybridisierung (CISH) am Paraffinmaterial bestimmt (11).
- Die IHC wird semiquantitativ nach dem sog. DAKO-Score ausgewertet. Nach den aktuellen S3-Leitlinien wird der Score 3+ für Karzinome mit starker zirkulärer Färbereaktion in >30% der Tumorzellen vergeben (Tab. 2.7).
- Ein positiver FISH-Test ergibt sich bei >6 HER2-Genkopienanzahl pro Zellkern oder einer FISH-Ratio (HER2-Gensignale zu Chromosom 17 Signalen) von >2.2. Negativ ist der FISH Test bei <4 HER2-Genkopien pro Zellkern oder einer FISH-Ratio <1.8.
- Mittlerweile ist auch bei der FISH-Auswertung die Kategorie fraglich (equivocal) aufgenommen worden. Diese liegt bei einer FISH-Ratio zwischen 1.8 und 2.2 vor. Bei einem fraglichen FISH-Ergebnis sollte eine erneute Reevaluierung und ggfs. Retestung erfolgen. Darüber hinaus rechtfertigt ein fragliches HER2-FISH-Ergebnis bei unserem jetzigen Kenntnisstand keinen Ausschluss von einer Trastuzumab-Therapie. Das Ansprechen auf die Therapie ist jedoch nicht sicher vorhersehbar.

Prognostische und prädiktive Faktoren

- Vor dem Hintergrund einer immer spezialisierter werdenden Therapie und Patientinnen mit sehr unterschiedlichen Tumorstadien, insbesondere auch früheren Stadien, die im Rahmen von Screening-Untersuchungen entdeckt wurden, gewinnen prognostische und prädiktive Marker zunehmend an Bedeutung. Sie sollen helfen, die für die Patientin optimale Therapieform zu bestimmen und eine Über- oder Untertherapie zu vermeiden.

– Die erweiterte pathomorphologische Diagnostik liefert hier wertvolle Informationen.
– Der wesentliche prognostische Marker ist der Nodalstatus.
– Die St. Gallen-Konsensus-Konferenz von 2005 (5) hat drei Risikokategorien festgelegt (G = Tumorgrade nach TNM-Klassifikation; LK = Lymphknoten):

1. Niedriges Risiko:
   N0 und alle folgenden Parameter:
   – Tumor $\leq$2 cm **und**
   – G1 **und**
   – Fehlen einer peritumoralen Gefäßinvasion **und**
   – HER2-negativ **und**
   – Alter $\geq$35 Jahre

2. Intermediäres Risiko:
   N0 und mindest einer der folgenden Parameter:
   – Tumor >2 cm **oder**
   – G2-3 **oder**
   – peritumorale Gefäßinvasion **oder**
   – Alter <35 Jahre
   – nodal-positiv (1–3 LK+) **und**
   – HER2-negativ

3. Hohes Risiko:
   nodal-positiv (1–3 LK+) **und**
   – HER2-positiv.
   nodal-positiv ($\geq$4 LK+)

– Hier wurde mit der Kategorie des intermediären Risikotyps eine dritte Risikokategorie geschaffen. Aus ihr resultiert, dass Patientinnen mit einem nodal-positiven Status nicht automatisch in die Hoch-Risikogruppe fallen.
– Neben den im St. Gallen-Konsensus aufgeführten Prognosefaktoren gibt es eine Vielzahl weiterer Faktoren, die einen Einfluss auf die Prognose eines Mammakarzinoms haben, wie histologischer Tumortyp, Genexpressionsprofile, Patientencharakteristika etc. (10).
– Als prädiktiver Faktor für das Ansprechen auf eine endokrine Therapie ist schon seit vielen Jahren der Status der Hormonrezeptorexpression bekannt.
– Ebenfalls bereits seit Jahren in die klinische Praxis implementiert ist der HER2-Status. Ein positiver HER2-Status gilt als prädiktiv für das Ansprechen auf eine Trastzumab-Therapie und ist assoziiert mit einer relativen Resistenz gegenüber einer endokrinen Therapie, wobei dies offenbar nicht generell gilt, sondern abhängig ist von der Art der endokrinen Therapie. Patientinnen mit HER2-positivem Tumor haben einen geringeren Vorteil von nicht-anthrazyklin- und nicht-taxanhaltigen Chemotherapie-Regimen und sprechen eher auf anthrazyklinhaltige Chemotherapie an.
– Sie scheinen zudem von einer Paclitaxel Therapie in der adjuvanten und metastasierten Situation zu profitieren.
– Weitere prädiktive Faktoren sind in der Forschung und klinischen Testung, wie die Topoisomerase-IIα als möglicher Parameter für die Vorhersage des Ansprechens auf eine anthrazyklinhaltige Chemotherapie. Eine wichtige Aufgabe wird es zudem sein, die unterschiedlichen Resistenzmechanismen im Rahmen einer Trastuzumab-Therapie zu klären, um eine bessere Vorhersage bezüglich des Therapieerfolges treffen zu können.

2.5 Literaturverzeichnis

(1) WHO World Health Organization Classification of Tumours, Pathology and Genetics of Tumours of the Breast and Female Geintal Organs. In: Tavassoli F.A., Devilee P. (eds). IARC Press 2003, p. 9–112.

(2) Bratthauer GL, Tavassoli FA: Lobular intraepithelial neoplasia: previously unexplored aspects assessed in 775 cases and their clinical implications. Virchows Arch 2002, 440, p. 134–38.

(3) Elston CW, Ellis IO: Pathological prognostic factors in breast cancer. I. The value of histological grade in breast cancer: experience from a large study with long-term follow–up. Histopathology 1991, 19, p. 403–10.

(4) Fritzsche FR, Dietel M, Kristiansen G: Flache epitheliale Atypie und andere Zylinderzellläsionen der Brust: Pathologe 2006, 27, p. 381–86.

(5) Goldhirsch A, Glick JH, Gelber RD et al.: Meeting Highlights: International Expert Consensus on the Primary Therapy of Early Breast Cancer 2005. Annals of Oncology 2005, 16, p. 1569–83.

(6) Lebeau A: Prognostische Faktoren beim duktalen Carcinoma in situ. Pathologe 2006, 27, p. 326–36.

(7) Perry N, Broeders M, de Wolf C et al.: European guidelines for qualitiy assurance in breast cancer screening and diagnosis, 4th ed. Office for Official Publications of the European Communities, Brussels 2006.

(8) Remmele W, Stegner HE: Recommendation for uniform definition of an immunoreactive score (IRS) for immunohistochemical estrogen receptor detection (ER-ICA) in breast cancer tissue. Pathologe 1987, 8, p. 138–40.

(9) Silverstein MJ: The University of Southern California/Van Nuys prognostic index for ductal carcinoma in situ of the breast. Am J Surg 2003, 186, p. 337–43.

(10) Soerjomataram I, Louwman MWJ, Ribot JG et al.: An overview of prognotisc factors for longterm survirvors of breast cancer: Breast Cancer Treat 2008, 107, p. 309–30.

(11) Wolff AC, Hammond MEH, Schwarz JN et al.: American Society of Clinical Oncology/College of American Pathologists Guideline Recommendations for Human Epidermal Growth Factor Receptor 2 Testing in Breast Cancer. J Clin Oncol 2007, 25, p. 118–45.

3 Adjuvante Therapieentscheidungen beim Mammakarzinom

Nadia Harbeck und Nina Gottschalk

Das Mammakarzinom ist die häufigste Krebserkrankung der Frau. Mit einer Inzidenz von ca. 50 000 Neuerkrankungen pro Jahr erkrankt in den westlichen Industrieländern ca. jede achte bis zehnte Frau an Brustkrebs (1). Infolge intensiverer Früherkennung wie beispielsweise dem Mammographiescreening werden zunehmend Mammakarzinomvorstufen und kleine Tumore diagnostiziert. Bei fehlendem Hinweis auf klinisch manifeste Fernmetastasierung sind frühe Mammakarzinome kurativ behandelbar. Trotzdem muss aufgrund der frühen lymphogenen Metastasierungstendenz das Mammakarzinom auch im Frühstadium als potentielle Systemerkrankung eingestuft werden. Daher bedarf es zur Reduktion des Rezidivrisikos einer optimalen adjuvanten Therapie. Neben lokalen Maßnahmen wie Operation und Strahlentherapie stehen Systemtherapien in Form von Chemo- und Antihormontherapie bzw. Antikörpertherapie im Vordergrund. Die Oxford-Overview-Analyse von 2005 zeigte anhand von ca. 150 000 Patientinnen, dass durch den Einsatz anthrazyklinhaltiger Polychemotherapien und endokriner Substanzen wie Tamoxifen die brustkrebsbedingte Mortalität um etwa 50 % reduziert werden kann (2). Durch den Einsatz von Aromataseinhibitoren oder zielgerichteter Antikörper (z. B. Trastuzumab) kann diese weiter reduziert werden. Im Gegensatz zum frühen Mammakarzinom mit kurativem Therapieansatz können primär fernmetastasierte Mammakarzinome (ca. 10 % aller Mammakarzinome) lediglich einer palliativen Therapie zugeführt werden. Behandlungsprinzipien stellen dabei Herstellung und Erhaltung von Lebensqualität und symptomatische Therapien dar.

Aktuelle, evidenzbasierte Therapieempfehlungen finden sich in der jährlich aktualisierten Leitlinie der Arbeitsgemeinschaft Gynäkologische Onkologie (AGO) in der AGO-Organkommission „Mamma" (Stand: November 2008, abrufbar unter http://www.ago-online.org) sowie in der interdisziplinären S3-Leitlinie „Mammakarzinom" der Deutschen Krebsgesellschaft (DKG). Basierend darauf können Manuale von Tumorzentren (beispielsweise das „Manual Mammakarzinom" des Tumorzentrums München, abrufbar unter http://tzm.web.med.uni-muenchen.de) praxisorientierte Empfehlungen liefern.

3.1 Prognostische und prädiktive Faktoren

Der weitere Krankheitsverlauf und die Heilungsaussichten beim Mammakarzinom lassen sich mittels sog. Prognosefaktoren abschätzen, deren Aussagekraft und klinische Relevanz in zahlreichen unabhängigen Studien und Multivarianzanalysen belegt wurde. Prädiktive Faktoren dienen dagegen dazu, das Therapieansprechen vorherzusagen. Der für den weiteren Krankheitsverlauf aussagekräftigste und wichtigste unabhängige

Faktor ist der axilläre Lymphknotenstatus (pN), da die Anzahl der positiven Lymphknoten direkt mit dem Rezidivrisiko und der Mortalität korreliert ist. Bei negativem Nodalstatus (N0) beispielsweise wird die relative 5-Jahresüberlebensrate (5-JÜR) mit 94.8 % angegeben, während bei 10 oder mehr befallenen Lymphknoten die relative 5-JÜR lediglich 48.1 % beträgt (1). Beim Tumorgrading werden morphologische Kriterien des Tumors berücksichtigt. Zu beachten ist, dass etwa 36 % aller Mammakarzinome eine geringgradige Differenzierung aufweisen (G3), die im Vergleich zu hochdifferenzierten Karzinomen (G1) mit einer signifikant schlechteren 5-JÜR verbunden sind (1). Das Vorhandensein einer Lymph- oder Hämangiosis ist ebenfalls von prognostischer Bedeutung. Die Tumorgröße (pT) geht ebenso in die Risikoabschätzung mit ein. Dabei besteht eine positive Korrelation zwischen Tumorgröße und axillärem Nodalstatus. Der Steroidhormonrezeptorstatus (Östrogen- und Progesteronrezeptorstatus) besitzt sowohl eine prognostische wie auch eine prädiktive Bedeutung und wird heutzutage routinemäßig immunhistochemisch bestimmt. Ein negativer Steroidhormonrezeptorstatus korreliert vor allem in den ersten 6–8 Jahren nach Diagnosestellung mit einer geringeren Überlebensrate, im Langzeitverlauf allerdings verliert sich dieser prognostische Unterschied und zeigt nach ca. 15 Jahren keinen statistisch signifikanten Unterschied mehr (1). Prädiktive Bedeutung besitzt vor allem der Östrogenrezeptorstatus, der mit dem Ansprechen auf eine endokrine Therapie korreliert ist. Hormonrezeptornegative Tumoren sprechen dafür im Vergleich zu hormonrezeptorpositiven signifikant besser auf eine Chemotherapie an (2). HER2/neu ist ein transmembranöser Wachstumsfaktorrezeptor, der bei ca. 20–30 % aller invasiven Mammakarzinome überexprimiert und mit einem aggressiveren Krankheitsverlauf verbunden ist. Wichtiger als die prognostische Bedeutung ist allerdings seine prädiktive Bedeutung im Hinblick auf das Ansprechen auf eine Antikörpertherapie mit Trastuzumab (Herceptin®). Daher stellt die Bestimmung des HER2-Status mittels Immunhistochemie bzw. Fluoreszenz-in-situ-Hybridisierung (FISH) einen integralen Bestandteil in der Primärdiagnostik des Mammakarzinoms dar. Ferner gibt es Hinweise darauf, dass bei chemotherapeutischer Behandlung HER2-positiver Tumore ein Synergismus von Trastuzumab mit Taxanen besteht (4). Neueren Daten zufolge scheint ein Teil der HER2-positiven Mammakarzinome besonders von einer anthrazyklinhaltigen Therapie zu profitieren (5). Zu den neueren validierten Prognosefaktoren gehören die Proteolysefaktoren uPA/PAI-1, die Tumorzellinvasion und -proliferation ins umliegende Stroma begünstigen. Ein hoher Tumorgewebegehalt eines oder beider dieser Proteolysefaktoren ist mit einem erhöhten Metastasierungsrisiko und kürzeren Gesamtüberleben verbunden (6). Die uPA/PAI-1-Bestimmung ermöglicht eine genauere Risikoeinschätzung bei nodal-negativen Mammakarzinomen, die mittels der klassischen Prognosefaktoren (Grading, Alter, Hormonrezeptorstatus, Tumorgröße) nur unzureichend gelingt. 70 % der Mammakarzinome mit negativem axillären Nodalstatus haben eine günstige Prognose, sodass eine adjuvante Chemotherapie nicht indiziert scheint. 20–30 % der nodal-negativen Mammakarzinome entwickeln jedoch im weiteren Verlauf Lokalrezidive oder Fernmetastasen (7) und profitieren von einer systemischen adjuvanten Chemotherapie (8). Da erhöhte uPA- und/oder PAI-1-Werte für ein erhöhtes Rezidivrisiko sprechen, unterstützt diese Konstellation bei nodal-negativen Patientinnen die Empfehlung zur Durchführung einer adjuvanten Chemotherapie. Im Rahmen der derzeitigen internationalen Therapiestudie NNBC-3 (AGO, GBG, EORTC PBG) wird sowohl anhand der klassischen Prognosefaktoren als auch mithilfe der uPA/PAI-1-Bestimmung mittels eines standardisierten Enzyme-Linked Immunosorbent Assays (ELISA) dieses Risikokollektiv ermittelt und einer adjuvanten Chemotherapie zugeführt. Aufgrund der bislang vorliegenden Daten kann bei Anwendung einer standardisierten Nachweismethodik den AGO-Leitlinien zufolge uPA/PAI-1-Werte auch außerhalb von Studien zur Therapieentscheidung beim nodal-negativen Mammakarzinom herangezogen werden (http://www.ago-online.org). Andere Proteolysesysteme (Matrixmetalloproteinasen, Kathepsine) oder zellkinetische Parameter (Ki-67, S-Phase, Ploidie) sind aufgrund mangelnder Evidenz oder nicht standardisierter Bestimmungsmethoden noch Gegenstand der Forschung. Ebenso ist die klinische Relevanz von Genexpressionsprofilen (Mikorarray, Multiplex-PCR) derzeit noch nicht ausreichend validiert und damit außerhalb laufender Studien (MINDACT, TAILORx) nicht für klinische Therapieentscheidungen geeignet.

Neben den genannten prognostischen und prädiktiven Faktoren gehen zusätzlich das Alter der Patientin sowie der Menopausenstatus in die Überlegungen zur individuellen Therapieplanung ein.

Zusammenfassend somit sind vor einer adjuvanten Therapieentscheidung folgende prognostische und prädiktive Faktoren zu bestimmen:

- Alter, Menopausenstatus
- TNM-Klassifikation (Tumorgröße, axillärer Lymphknotenbefall, Fernmetastasierung)
- Morphologische Kriterien (Grading, ER-/PR-Status, histologischer Typ, peritumorale Lymph-/Hämangiosis, HER2/neu-Status)
- Fakultativ Risikoparameter wie uPA/PAI-1

3.2 Adjuvante endokrine Therapie

Eine adjuvante endokrine Therapie ist ausschließlich bei positiven Steroidhormonrezeptorstatus (ER, PR) indiziert. Tamoxifen ist dabei ein integraler Bestandteil der antihormonellen Therapie sowohl beim prä- wie auch beim postmenopausalen Mammakarzinom. Tamoxifen reduziert die brustkrebsbezogene Mortalität um absolut 10–15 % nach zehn Jahren und halbiert nach ca. fünf Jahren das Risiko für kontralaterale Mammakarzinome. Grundsätzlich sollte eine endokrine Therapie in Sequenz nach einer Chemotherapie durchgeführt werden, um eine wechselseitige Wirkungsabschwächung bei simultaner Verabreichung zu vermeiden (9). Eine endokrine Therapie parallel zur adjuvanten Radiotherapie dagegen ist möglich.

Standard in der Therapie des prämenopausalen Mammakarzinoms stellt die fünfjährige Tamoxifengabe dar. Ein weiteres Therapieprinzip in der Prämenopause ist die Ausschaltung der ovariellen Funktion. Diese kann permanent mittels Operation bzw. Radiomenolyse oder medikamentös mittels GnRH-Analoga über zwei bis fünf Jahre vorgenommen werden. Vermutlich beruht auch ein Großteil des Benefits, der durch eine adjuvante Chemotherapie bei jungen Frauen erreicht wird, auf einer passageren oder andauernden Ovarialsuppression. Bei jungen Patientinnen unter 35 Jahren ist aufgrund des deutlich erhöhten Rezidivrisikos bei positivem Steroidhormonrezeptorstatus eine chemo-endokrine Therapie indiziert (10). Bisherigen Studien zufolge profitieren dabei lediglich prämenopausale Mammakarzinompatientinnen ≤40 Jahren nach Abschluss der adjuvanten Chemotherapie von einer Hinzunahme von GnRH-Analoga für mindestens zwei Jahre parallel zu fünf Jahren Tamoxifen. Bei älteren prämenopausalen Patientinnen ist der Benefit durch die zusätzliche Gabe von GnRH zu Tamoxifen nach adjuvanter Chemotherapie noch nicht abschließend geklärt, diese Frage ist derzeit Gegenstand von Studien (SOFT- Studie) (11). Bei alleiniger endokriner Therapie ohne adjuvante Chemotherapie kann die Kombination Tamoxifen + GnRH-Analogon oder eine Tamoxifen-Monotherapie indiziert werden. Aromataseinhibitoren können in der Prämenopause die Ovarialfunktion nicht suffizient unterdrücken. Bei geringer Ovarrestfunktion kann über den negativen Feed-back-Mechanismus sogar eine Ovarstimulation eintreten. Somit sind Aromataseinhibitoren in der Prämenopause nur bei gleichzeitiger Ovarialsuppression einsetzbar. Der Einsatz von Aromataseinhibitoren + GnRH-Analoga ist derzeit Gegenstand mehrer prospektiv randomisierter Studien (SOFT-, TEXT- und ABCSG-12-Studie) und ist außerhalb von Studien derzeit noch nicht zu empfehlen.

In der endokrinen Behandlung des postmenopausalen Mammakarzinoms galt als Standard Jahrzehnte lang die Therapie mit Tamoxifen über 5 Jahre und ist auch heute noch in manchen Fällen indiziert. Grundsätzlich sollte jedoch nach aktueller Datenlage allen postmenopausalen Patientinnen mit hormonrezeptorpositivem Mammakarzinom ein Aromataseinhibitor (AI) der dritten Generation angeboten werden. Prinzipiell bestehen dabei drei Einsatzmöglichkeiten:

- **Upfront:** Initiale Therapie mit einem AI
- **Switch:** Wechsel auf AI nach zwei bis drei Jahren Tamoxifen
- **Extended:** Erweiterte Therapie nach fünf Jahren Tamoxifen

Die Kombination aus Tamoxifen und Aromataseinhibitor hat sich in Studien nicht bewährt und stellt somit keine Therapieoption dar.

Die größte Studie mit der längsten Nachbeobachtungszeit stellt die ATAC-Studie dar, die Anastrozol mit Tamoxifen verglich. Dabei zeigte sich für Anastrozol eine signifikant geringere Rezidivrate, ein verlängertes krankheitsfreies Überleben sowie eine geringere Inzidenz kontralateraler Mammakarzinome. Hinsichtlich des Gesamtüberlebens ergab sich bei einer medianen Nachbeobachtungszeit von einhundert Monaten bislang noch kein signifikanter Unterschied (12). Auch für Letrozol konnte in der BIG-1-98-Studie ein signifikanter Vorteil hinsichtlich des krankheitsfreien Überlebens dargestellt werden (13). Der Wechsel auf einen Aromataseinhibitor nach zwei bis drei Jahren Tamoxifen zeigte sowohl für Anastrozol (ITA-Studie, ABCSG/ARNO-Studie) als auch für Exemestan (IES-Studie) ein signifikant verlängertes krankheitsfreies Überleben (14, 15, 16, 17). Eine Metaanalyse der Anastrozol-Studien (ARNO, ABCSG-8 und ITA) sowie die IES- und ARNO-Studie konnten für den Switch einen statistisch signifikanten Benefit auch hinsichtlich des Gesamtüberlebens nachweisen (17, 18, 19). Einschränkend ist hierbei zu bemerken, dass in den meisten Studien eine Randomisierung erst nach der zwei- bis dreijährigen Therapiephase mit Tamoxifen erfolgte und somit frühe Rezidive unter Tamoxifen in der statistischen Auswertung nicht erfasst sind. Die Daten aus den Switch-Studien lassen sich daher nicht auf die *a priori* Planung einer sequentiellen Tamoxifen-AI-Therapie nach der Primäroperation übertragen. Daher gibt es momentan noch keine abschließende Empfehlung über den optimalen Einsatz der Aromataseinhibitoren in der adjuvanten endokrinen Therapie. Derzeit stellen sowohl die Upfront- als auch die Switch-Therapie zugelassene therapeutische Optionen dar, wobei bei Patientinnen mit einem erhöhten Rezidivrisiko, v. a. auch in den ersten zwei bis drei Jahren (z. B. nodal-positiv) die Upfront-Option sinnvoll erscheint.

Die alleinige fünfjährige Therapie mit Tamoxifen sollte Patientinnen mit niedrigem Rezidivrisiko (zum Beispiel hohes Alter, hoch positiver Steroidhormonrezeptorstatus, negativer Nodalstatus, G1) vorbehalten bleiben oder bei Vorliegen entsprechender Kontraindikationen gegen AI zum Einsatz kommen. Hinsichtlich des Nebenwirkungsprofils stehen bei einer Therapie mit Tamoxifen klimakterische Beschwerden wie Hitzewallungen, Schlafstörungen und depressive Verstimmungen im Vordergrund. Thrombembolische Ereignisse sowie die Entwicklung eines Endometriumkarzinoms werden gehäuft beobachtet, Lipidstatus und Knochendichte dagegen werden günstig beeinflusst. Unter Aromataseinhibitoren treten dagegen Hitzewallungen und thrombembolische Ereignisse im Vergleich zu Tamoxifen signifikant seltener auf, während Arthralgien signifikant häufiger sind. Bei vorbestehender Osteopenie ist das Risiko einer entstehenden Osteoporose mit pathologischen Frakturen deutlich erhöht (12, 17, 20, 21, 22, 23, 24).

Eine erweiterte adjuvante Therapie (EAT) stellt für postmenopausale Patientinnen nach fünfjähriger Tamoxifentherapie eine Option dar, wie die Ergebnisse aus der MA17-Studie für Letrozol zeigen konnten. Demnach ließ sich in der Letrozolgruppe ein signifikant längeres rezidivfreies Überleben im Vergleich zur Placebogruppe nachweisen (25). Für nodal-positive Patientinnen zeigte sich sogar ein signifikanter Vorteil hinsichtlich des Gesamtüberlebens. Aus der Therapiephase nach Entblindung der MA17-Studie geht hervor, dass Patientinnen im Kontrollarm auch nach einer Pause von mehr als zwei bis drei Jahren noch von der Therapie mit Aromataseinhibitoren profitierten (26). Ebenso gibt es positive Daten für den Einsatz von Anastrozol und Exemestan in der erweiterten adjuvanten Therapie nach fünf Jahren Tamoxifen (17, 28). Aus den dargestellten Daten ergibt sich die derzeitige klinische Therapieempfehlung, insbesondere nodal-positiven Patientinnen nach fünfjähriger Tamoxifentherapie, eine erweiterte adjuvante Therapie mit Aromataseinhibitoren anzubieten. Dies ist auch nach einem therapiefreien Intervall von zwei bis drei Jahren sinnvoll.

3.3 Adjuvante Chemotherapie

Besteht die Indikation zu einer adjuvanten Chemotherapie sollte diese innerhalb der ersten vier bis sechs Wochen nach Operation begonnen werden, um einen Wirkungsverlust zu vermeiden (29). Für einen optimalen therapeutischen Benefit ist die vorgesehene Dosis und Dosisdichte einzuhalten (30); eine Chemotherapiepause wie z. B. bei einem Sandwich-Konzept mit einer zwischengeschalteten Bestrahlung ist nicht zu empfehlen Daher ist die adjuvante Strahlentherapie erst nach Abschluss der Chemotherapie sinnvoll. Ebenso sollte eine endokrine Therapie erst nach Durchführung der Chemotherapie begonnen werden (s. o.).

Als Standard in der chemotherapeutischen Behandlung des adjuvanten Mammakarzinoms gilt eine anthrazyklinhaltige Kombination. Der EBCTCG-Metaanalyse zufolge ist diese im Vergleich zu CMF mit einer Reduktion des absoluten Rezidiv- und Mortalitätsrisikos um etwa 4 % nach zehn Jahren verbunden (31). Diese Überlegenheit bezieht sich auf Schemata mit mindestens drei Substanzen (FEC, FAC, CEF) oder auf eine Anthrazyklin-CMF-Sequenz (32, 33). Eine anthrazyklinhaltige Zweierkombination (4 × AC, 4 × EC) erscheint als Äquivalent zu klassischem oralen CMF, wobei weder eine Dosiserhöhung noch eine Erhöhung der Zyklenanzahl einen Überlebensvorteil bewirken konnte (34, 35). Als optimale Dosierung für die adjuvante Situation gelten

Epirubicin $\geq$30 mg/m^2/Woche bzw. Adriamycin $\geq$20 mg/m^2/Woche. Bei Anthrazyklingabe ist neben der Knochenmarkssuppression, Alopezie und gastroenterologischen Nebenwirkungen die kumulative Kardiotoxizität zu beachten, sodass eine kumulative Höchstdosis bei Doxorubicin 450–550 mg/m^2 Körperoberfläche (KOF) und bei Epirubicin 900–1000 mg/m^2 KOF nicht überschritten werden sollte. Zur Überwachung der kardialen Funktion ist zu empfehlen, vor, während und nach der chemotherapeutischen Behandlung eine echokardiographische Kontrolle durchzuführen. Als Normwert kann dabei eine linksventrikuläre Ejektionsfraktion (LVEF) von $\geq$50 % gelten, ein asymptomatischer Abfall um 10 % muss als kritisch eingestuft werden und bedarf kurzfristiger Kontrolle. Bei zusätzlicher kongestiver Symptomatik sollte die Therapie abgebrochen werden. Besteht somit bei der nodal-negativen Patientin die Indikation für eine adjuvante Chemotherapie (s. u.) stellt eine anthrazyklinhaltige Dreierkombination den derzeitigen Standard dar. Die FEC- und FAC-Schemata sind vollständig zugelassen. Die Zweierkombinationen AC und EC sollten Patientinnen mit entsprechender Komorbidität oder niedrigem Rezidivrisiko vorbehalten bleiben. Bei Kontraindikation gegenüber Anthrazyklinen kann die Kombination aus TC (4 × Docetaxel/Cyclophosphamid) eine therapeutische Alternative zu 4 × AC (bzw. EC) darstellen, die bezüglich des rezidivfreien und des Gesamtüberlebens 4 × AC bzw. EC überlegen ist (36). Zu beachten ist dabei, dass Taxane für die Behandlung des nodal-negativen adjuvanten Mammakarzinoms bislang nicht zugelassen sind („off-label-use"). Inwieweit Taxane auch bei nodal-negativen Patientinnen eine Verbesserung der Heilungschancen bewirken, wird derzeit in klinischen Studien (z. B. NNBC-3-Studie) untersucht.

Als Standard in der Behandlung des nodal-positiven adjuvanten Mammakarzinoms darf derzeitiger Datenlage zufolge (CALGB-9344-, NSABP-B-28-, BCIRG-001-, PACS-01-Studie) eine Chemotherapie mit Anthrazyklinen und Taxanen angesehen werden. Dabei sind sowohl Kombinationen wie sechs Zyklen TAC (Docetaxel/Doxorubicin/Cyclophosphamid) als auch Sequenztherapien wie 4 × AC → 4 × Paclitaxel oder 3 × FEC → 3 × Docetaxel möglich (35, 37, 38). Ein zusätzlicher Benefit kann durch ein dosisdichtes und dosisintensives Konzept erreicht werden (39, 40). Zur Reduktion der entsprechend höheren Hämatotoxizität bedarf es hierbei allerdings des Einsatzes hämatopoetischer Wachstumsfaktoren (G-CSF, Erythropoetin), um Dosisintensität und -dichte zu gewährleisten. Im Rahmen der aktuell rekrutierenden GAIN-Studie der German Breast Group (GBG) werden zwei dosisdichte/-intensive Schemata bei Patientinnen mit befallenen axillären Lymphknoten evaluiert.

Bezüglich der Behandlung älterer Patientinnen >65 Jahren ist zu beachten, dass den allgemeinen Therapieempfehlungen zugrunde liegende Studien meist eine Altersbeschränkung (bis 65 oder max. 70 Jahre) aufweisen. Somit ist derzeit der chemotherapeutische Benefit im höheren Alter noch nicht ausreichend belegt und muss gegen bestehende Komorbiditäten im Einzelfall abgewogen werden. Die Wertigkeit einer adjuvanten Chemotherapie bei Patientinnen >65 Jahren wird derzeit in aktuell rekrutierenden Studien (z. B. ICE-Studie) evaluiert.

3.4 Zielgerichtete Therapiemöglichkeiten mittels Trastuzumab

Trastuzumab (Herceptin®) ist ein gentechnisch hergestellter monoklonaler Antikörper (41), der gegen die extrazelluläre Domäne des HER2-Wachstumsfaktorrezeptors gerichtet ist. Dieser ist in ca. 20–30 % aller invasiven Mammakarzinome überexprimiert und mit ungünstiger Prognose verbunden. In zwei US-amerikanischen Studien (NSABP B-31, NCCTG N9831) wurde die einjährige Therapie mit Herceptin® parallel bzw. nach einer festgelegten kombinierten anthrazyklin-/taxanhaltigen Chemotherapie evaluiert. Nach einer medianen Beobachtungszeit von zwei Jahren zeigte sich mit einer Reduktion des relativen Risikos um 52 % ein signifikant längeres krankheitsfreies Überleben in den Trastuzumab-Armen. Auch der Benefit hinsichtlich des Gesamtüberlebens war statistisch signifikant (relative Risikoreduktion 33 %) (42). In der international durchgeführten HERA-Studie wurde Trastuzumab nach abgeschlossener adjuvanter Standard-Chemotherapie und bezüglich der optimalen Therapiedauer (ein Jahr vs. zwei Jahre) überprüft. In der Auswertung nach 2 Jahren zeigt sich wie schon in der 1-Jahres-Analyse weiterhin ein signifikanter Überlebensvorteil für die einjährige Trastuzumabtherapie (43). Die Daten der zweijährigen Therapiedauer stehen noch aus. Daneben zeigen Daten aus einer kleineren Studie (FinHer-Studie), dass eventuell auch eine kürzere Applikation von Trastuzumab (hier 9 Wochen) bereits mit einem signifikanten Benefit einhergehen kann (44). Ein signifikanter Überlebensvorteil (krankheitsfreies und gesamtes Überleben) ließ sich für Trastuzumab auch in der BCIRG-006-Studie nachweisen; von der Hinzunahme von Trastuzumab profitierte auch die Untergruppe der nodal-negativen HER2-positiven Hochrisikopatientinnen (45). Trastuzumab ist im Allgemeinen gut verträglich. Neben allergischen Reaktionen können in bis zu 40 % bei Erstgabe Temperaturerhöhungen und gastrointestinale Nebenwirkungen auftreten. Blutbildveränderungen (Anämien, Leukopenien) sowie Pleuraergüsse und Dyspnoe sind selten. Das bedeutsamste Risiko stellt allerdings die potentielle Kardiotoxizität in Form einer relevanten linksventrikulären Funktionseinschränkung bis zur Entwicklung einer manifesten Herzinsuffizienz dar. Diese ist zwar meist reversibel, tritt aber unabhängig von der Dosis unter einer Monotherapie mit Trastuzumab in ca. 4 % der Fälle auf. Insbesondere in Kombination mit einer anthrazyklinhaltigen Chemotherapie kann sich das Risiko deutlich erhöhen, die Rate an NYHA Grad III–IV-Herzinsuffizienz lag hier bei 19 % (46). Basierend auf der nachgewiesenen synergistischen Wirkung zwischen Trastuzumab und Platinsalzen (47) wurde als zusätzlicher Aspekt in der BCIRG-006-Studie ein anthrazyklinfreier Arm mit Docetaxel und Carboplatin (TCH) evaluiert. Tatsächlich traten kardiale Ereignisse im Vergleich zur anthrazyklinhaltigen Kombination (AC → TH) statistisch signifikant seltener auf, wobei TCH hinsichtlich krankheitsfreiem und gesamtem Überleben äquieffektiv zu AC → TH war (45). Demzufolge stellt TCH nach derzeitiger Datenlage eine Alternative insbesondere bei kardial vorbelasteten oder gefährdeten Patientinnen dar. Trastuzumab (Herceptin®) wurde im Mai 2006 die Zulassung zur Behandlung des adjuvanten HER2-positiven Mammakarzinoms erteilt. Standard ist die einjährige Trastuzumabtherapie beim HER2-positiven (HER2: 3+ oder FISH-positiv) Mammakarzinom. Gemäß den Studien kann Herceptin® dabei nach Abschluss der adjuvanten Chemotherapie begonnen werden (nach *HERA*) oder im Rahmen einer sequentiellen anthrazyklin-/taxanhaltigen Chemotherapie (z. B. 4 × EC → 4 × Docetaxel) gleichzeitig zur Taxan-Therapie begonnen werden (analog zu BCIRG 006 und den US-amerikanischen Studien). Die adjuvante Trastuzumababgabe nach einer primär systemischen Chemotherapie fällt ebenfalls unter die Zulassung. Trastuzumab wird wöchentlich in einer Dosis von 2 mg/kg KG (loading dose 4 mg/kg KG) oder dreiwöchentlich mit 6 mg/kg KG (loading dose 8 mg/kg KG) intravenös appliziert. Aus den Erfahrungen der Zulassungsstudien kann parallel zur Trastuzumabtherapie eine endokrine und strahlentherapeutische Behandlung erfolgen. Zu beachten ist allerdings, dass Herceptin® ohne (neo-)adjuvante Chemotherapie aufgrund fehlender Daten nicht zugelassen ist. Bezüglich des kardialen Monitorings ist bei beschwerdefreier Patientin eine echokardiographische Kontrolle mit Evaluation der LVEF vor Beginn, während der Therapie alle drei Monate sowie sechs und zwölf Monate nach Therapieende empfohlen. Bei Abfall der LVEF um 10 % oder unterhalb des Sollwertes (≤50 %) sollte die Therapie ausgesetzt werden. Bei Erholung der Herzfunktion kann unter strenger Abwägung des kardiologischen und des onkologischen Risikos eine Reexposition erwogen werden.

3.5 Klinische Therapieentscheidungen

Für die individuelle Therapieentscheidung im klinischen Alltag können neben den aktuellen AGO Leitlinien (www.ago-online.org) die Therapieempfehlungen nach den St. Gallen-Konsensus-Konferenzen 2005 und 2007 eine Richtlinie darstellen. Die dort zusammengefassten Therapieempfehlungen richten sich primär nach den Zielstrukturen der Systemtherapie wie Steroidhormonrezeptor- und HER2-Status und orientieren sich sekundär am jeweiligen Rezidivrisiko (48). Demzufolge werden drei Risikogruppen „low-risk", „intermediate-risk" und „high-risk" unterschieden (Tab. 3.1). In Abhängigkeit der jeweiligen Risikoklassifikation ergeben sich unterschiedliche Therapieempfehlungen (Tab. 3.2). Mit Ausnahme der „low-risk"-Gruppe nach St. Gallen ist in allen übrigen Fällen eine adjuvante Systemtherapie indiziert:

Eine endokrine Therapie (ET) ist grundsätzlich bei positivem Steroidhormonrezeptorstatus, ggf. auch bei fraglich hormonsensiblen Tumoren indiziert. Der Menopausenstatus ist dabei richtungweisend für die Auswahl der jeweiligen Substanz. Prämenopausale Patientinnen, die rein endokrin behandelt werden, sollten fünf Jahre Tamoxifen (+2–5 Jahre GnRH-Analoga) erhalten. Bei chemo-endokriner Therapie ist bei Patientinnen ≥40 Jahren die fünfjährige Therapie mit Tamoxifen Standard, bei Frauen <40 Jahren kann eine additive Gabe von GnRH für zwei (bis fünf) Jahre erwogen werden. Für postmenopausale Patientinnen stellen die Aromataseinhibitoren die wichtigste Therapieoption dar. Ihr Einsatz kann dabei primär upfront oder im Switch

Tabelle 3.1: Risikogruppen nach St. Gallen 2007 (*Goldhirsch et al. 2007*).

„low risk" niedriges Risiko	„intermediate risk" mittleres Risiko	„high risk" hohes Risiko
nodal-negativ und alle folgenden Kriterien: – pT ≤2 cm – Grading 1 – keine Gefäßinvasion – (fraglich) hormonempfindlich – HER2/neu negativ – Alter ≥35 Jahre	nodal-negativ und wenigstens eines der folgenden Kriterien: – pT >2 cm – Grading 2 bis 3 – peritumorale Gefäßinvasion – nicht hormonempfindlich – HER2-positiv – Alter <35 Jahre nodal-positiv (1–3 LK-Metastasen) und: – (fragl.) hormonempfindlich – HER2-negativ	nodal-positiv (1–3 LK-Metastasen) und: – nicht hormonempfindlich oder – HER2-positiv nodal-positiv (≥4 LK-Metastasen)

Tabelle 3.2: Therapieempfehlungen nach St. Gallen 2007 (*Goldhirsch et al. 2007*). CT = Chemotherapie; ET = endokrine Therapie; CT → ET = CT gefolgt von ET.

Risikogruppe	Hormon-empfindlich	fraglich Hormon-empfindlich	Hormonun-empfindlich
niedriges Risiko	ET oder nihil	ET	–
mittleres Risiko HER2: positiv	ET allein oder CT → ET Trastuzumab	CT → ET Trastuzumab	CT Trastuzumab
hohes Risiko HER2: positiv	CT → ET Trastuzumab	CT → ET Trastuzumab	CT Trastuzumab

nach zwei bis drei Jahren Tamoxifen erfolgen (s. o.), eine fünfjährige alleinige Therapie mit Tamoxifen sollte nur mehr Ausnahmefällen vorbehalten sein. Nach abgeschlossener fünfjähriger Tamoxifentherapie sollte postmenopausalen Patientinnen mit positivem Nodalstatus die erweiterte adjuvante Therapie mit Aromataseinhibitoren angeboten werden.

Wichtigstes Entscheidungskriterium für die Indikation einer adjuvanten Chemotherapie stellt der Nodalstatus dar, des weiteren gehen Alter, Grading, Steroidhormonrezeptor- und HER2-Status in die Überlegungen ein. Eine adjuvante Chemotherapie sollte in folgenden Situationen indiziert bzw. angeboten werden:

– positiver axillärer Lymphknotenbefall
– hormonrezeptornegative, bzw. fraglich hormonsensible Tumoren (falls nicht „low-risk")
– junges Alter (unter 35 Jahren)
– nodal-negative Patientinnen mit ungünstigen Zusatzkriterien (G3, HER2-positiv, Gefäßinvasion, erhöhte Proteolysefaktoren uPA/PAI-1)
– alle übrigen Patientinnen außer „low-risk"-Gruppe je nach Nutzen / Risiko-Abwägung

Bezüglich der Substanzauswahl gilt: Bei nodal-positiven Patientinnen ist eine anthrazyklin-/taxanhaltige Kombination Standard. Diese kann entweder sequentiell (z. B. FEC → DOC) oder in Kombination (z. B. TAC) durchgeführt werden. Für Risiko-Patientinnen mit höhergradigem axillären Lymphknotenbefall stellt eine dosisdichte, dosisintensive Chemotherapie eine Option dar. Bei nodal-negativen Patientinnen ist eine anthrazyklinhaltige Dreierkombination (z. B. FEC, FEC) als Standard anzusehen. Eine evidenzbasierte anthrazyklinfreie Therapieoption sind vier Zyklen Docetaxel/Cyclophosphamid (TC), die 4 × AC hinsichtlich krankheitsfreiem Überleben und Gesamtüberleben überlegen sind (36).

Trastuzumab (Herceptin®) ist grundsätzlich bei HER2-positivem Mammakarzinom (immunhistochemisch HER2: 3+ oder FISH-positiv) indiziert, unabhängig von Alter oder Nodalstatus. Die Therapie erfolgt nach primär systemischer oder adjuvanter Chemotherapie für ein Jahr oder kann alternativ parallel zur Taxantherapie begonnen und nach Abschluss der Chemotherapie komplettiert werden.

Als weiteres Hilfsmittel zur Therapieplanung kann Adjuvant-online dienen (www.adjuvantonline.com). Adjuvant-online ist ein Computerprogramm, das basie-

rend auf epidemiologischen Datensätzen eine orientierende Abschätzung des individuellen Risikos und des zu erwartenden Therapieeffektes liefern kann. Allerdings
muss beachtet werden, dass aufgrund der beschränkten Datenlage die Aussagekraft
bezüglich Risiko und Therapiebenefit bei sehr jungen und bei älteren Patientinnen
(>65 Jahre) reduziert ist.

Die Anwendung des Programms soll nachfolgendes Fallbeispiel verdeutlichen:

- 60-jährige Patientin mit invasivem duktalen Mammakarzinom rechts; pT2 (2.2 cm),
  pN1 (2/18), G3, ER 4/12, PR 2/12, HER2: 1+

Nachfolgend wird die Auswertung bezüglich des rezidivfreien Überlebens für zehn
Jahre dargestellt. Ohne Therapie besteht für die Patientin ein ca. 64 %-iges Rezidivrisiko, die 10-Jahres-Überlebensrate beträgt dabei 28 %. Das Risiko, innerhalb der näch-
sten zehn Jahre nicht mammakarzinombedingt zu versterben, beträgt etwa 8 %. Durch
eine adjuvante endokrine Therapie lässt sich das Rezidivrisiko um 26 % auf 38 % senken, durch eine adjuvante Chemotherapie nach derzeitigem Standard beträgt der therapeutische Benefit 19 %. Durch Anwendung einer kombinierten chemo-endokrinen
adjuvanten Therapie lässt sich das Rezidivrisiko um 39 % auf 25 % senken. Die Adju-
vant-Online-Auswertung kann somit als Hilfsmittel für die Patientinnenberatung dienen, sie ersetzt keinesfalls das ausführliche Aufklärungsgespräch.

3.6 Literaturverzeichnis

(1) Engel J, Beinert T, Delius M et al.: Epidemiologie, Tumormanual zur Empfehlung zur Diagnostik, Therapie und Nachsorge des Mammakarzinoms, 11. Aufl. Zuckschwerdt-Verlag
2007, p. 1–11.
(2) Chia S, Bryce C, Gelmon K: The 2000 EBCTCG overview: a widening gap. Lancet 2005,
p. 1665–6.
(3) Colleoni M, Viale G, Zahrieh D et al.: Chemotherapy is more effective in patients with
breast cancer not expressing steroid hormone receptors: a study of preoperative treatment.
Clin Can Res 2004, p. 6622–8.
(4) Pritchard KI, Shepherd LE, O'Malley FP et al.: Her2 and responsiveness of breast cancer to
adjuvant chemotherapy. N Engl J Med 2006, p. 2103–11.
(5) Slamon DJ, Mackey J, Robert N et al.: Role of anthracycline-based therapy in the adjuvant
treatment of breast cancer: efficacy analyses determined by molecular subtypes of the disea-
se. SABCS 2007, #13.
(6) Look MP, van Putten WL, Duffy MJ et al.: Pooled analysis of prognostic impact of urokinase-type plasminogen activator and its inhibitor PAI-1 in 8377 breast cancer patients. J Natl
Cancer Inst 2002, p. 116–28.
(7) McGuire WL, Clark GM: Prognostic factors and treatment decisions in axillary-node-negati-
ve breast cancer. N Engl J Med 1992, p. 1756–61.
(8) Harbeck N, Kates RE, Look MP et al.: Enhanced benefit from adjuvant chemotherapy in
breast cancer patients classified high-risk according to urokinase-type plasminogen activator
(uPA) and plasminogen activator inhibitor type 1 (n = 3424). Cancer Res 2002,
p. 4617–22.
(9) Albain KS, Green SJ, Ravdin PM et al.: Adjuvant chemohormonal therapy for primary breast
cancer should be sequential instead of concurrent: initial results from intergroup trial 0100
(SWOG-8814). Proc ASCO 2002, 21, #143.
(10) Aebi S, Gelber S, Castiglione-Gertsch M et al., Is chemotherapy alone adequate for young
women with oestrogen-receptor-positive breast cancer?, Lancet 2000, p. 1869–74.

(11) Goldhirsch A, Glick JH, Gelber RD et al.: Meeting highlights: international expert consensus on the primary therapy of early breast cancer 2005. Ann Oncol 2005, p.1569–83.

(12) Forbes JF, Cuzick J., Buzdar A et al.: Effect of anastrozole and tamoxifen as adjuvant treatment for early-stage breast cancer: 100 month analysis of the ATAC trial. Lancet Oncol 2008, p. 45–53.

(13) Coates AS, Keshaviah A, Thürlimann B et al.: Five years of letrozole compared with tamoxifen as initial adjuvant therapy for postmenopausal women with endocrine-responsive early breast cancer: update of study BIG 1-98. J Clin Oncol 2007, p. 486–92.

(14) Boccardo F, Rubagotti A, Puntoni M et al.: Switching to anastrozole versus continued tamoxifen treatment of early breast cancer: preliminary results of the Italian Tamoxifen Anastrozole Trial. J Clin Oncol 2005, p. 5138–47.

(15) Jakesz R, Jonat W, Gnant M et al.: Switching of postmenopausal women with endocrine-responsive early breast cancer to anastrozole after 2 years' adjuvant tamoxifen: combined results of ABCSG trial 8 and ARNO 95 trial. Lancet 2005, p.455–62.

(16) Jakesz R, Gnant M, Greil R et al.: The benefits of sequencing adjuvant tamoxifen and anastrozole in postmenopausal women with hormone-responsive early breast cancer: 5 year-analysis of ABCSG Trial 8. SABCS 2005, #13.

(17) Coombes RC, Kilburn LS, Snowdon CF et al.: Survival and safety of exemestane versus tamoxifen after 2-3 years' tamoxifen treatment (Intergroup Exemestane Study): a randomised controlled trial. Lancet 2007, p. 559–70.

(18) Jonat W, Gnant M, Boccardo F et al.: Effectiveness of switching from adjuvant tamoxifen to anastrozole in postmenopausal women with hormone-sensitive early-stage breast cancer: a meta-analysis. Lancet Oncol 2006, p. 991–6.

(19) Kaufmann M, Jonat W, Hilfrich J et al.: Survival benefit of switching to anastrozole after 2 years' treatment with tamoxifen versus continued tamoxifen therapy: The ARNO 95 study. 2006 ASCO Annual Meeting Proceedings, Vol 24, No. 18S, Part I (June 20 Supplement). J Clin Oncol 2006, #547.

(20) Goss PE, Ingle JN, Martino S et al.: A randomized trial of letrozole in postmenopausal women after five years of tamoxifen therapy for early-stage breast cancer. N Engl J Med 2003, 349, p. 1793–1802.

(21) Thurlimann BJ, Keshaviah A, Mouridsen H et al.: BIG 1-98: Randomized double-blind phase III study to evaluate letrozole (L) vs. tamoxifen (T) as adjuvant endocrine therapy for postmenopausal women with receptor-positive breast cancer. 2005 ASCO Annual Meeting Proceedings, Vol 23, No. 16S, Part I of II (June 1 Supplement). J Clin Oncol 2005, #511.

(22) Coombes RC, Hall E, Gibson LJ et al.: A randomized trial of exemestane after two to three years of tamoxifen therapy in postmenopausal women with primary breast cancer. N Engl J Med 2004, 350, p. 1081–92.

(23) Vakaet LA, De Neve W: Adjuvant treatment of breast cancer with exemestane. N Engl J Med 2004, 351, p. 100–2.

(24) The Arimidex, Tamoxifen, Alone or in Combination Trialists'Group, Buzdar A, Howell A, Cuzick J et al.: Comprehensive side-effect profile of anastrozole and tamoxifen as adjuvant treatment for early-stage breast cancer: long-saftey analysis of the ATAC trial, Lancet Oncol 2006, 7, p. 633–43.

(25) Goss PE, Ingle JN, Martino S et al.: Randomized trial of letrozole following tamoxifen as extended adjuvant therapy in receptor-positive breast cancer: updated findings from NCIC CTG MA.17. J Natl Cancer Inst. 2005, p. 1262–71.

(26) Robert NJ, Goss PE, Ingle JN et al.: Updated analysis of NCIC CTG MA.17 (letrozole vs. placebo to letrozole vs. placebo) post unblinding, Journal of Clinical Oncology 2006, ASCO Annual Meeting Proceedings, Vol 24, No. 18S, Part I (June 20 Supplement). J Clin Oncol 2006: #550.

(27) Jakesz R, Greil R, Gnant M et al : Extended adjuvant treatment with anastrozole: Results from the Austrian Breast and Colorectal Cancer Study Group Trial 6a (ABCSG-6a), ASCO Proc 2005, #527.

(28) Mamounas E, Jeong JH, Wickerham L et al. Benefit from exemestane (EXE) as extended adjuvant therapy after 5 years of tamoxifen (TAM): intent-to-treat analysis of NSABP B-33. SABCS 2006, #49.

(29) Lohrisch C, Paltiel C, Gelmon K et al.: Impact on survival of time from definitive surgery to initiation of adjuvant chemotherapy for early-stage breast cancer. J Clin Oncol 2006, 24, p. 4888–94.

(30) Bonadonna G, Valagussa P, Moliterni A et al.: Adjuvant cyclophosphamide, methotrexate and fluoruracil in node-positive breast cancer: the results of 20 years of follow-up. N Engl J Med 1995, 332, p. 901–6.

(31) Early Breast Cancer Trialists' Collaborative Group (EBCTCG): Effects of chemotherapy and hormonal therapy for early breast cancer on recurrence and 15-year survival: an overview of the randomised trials. Lancet 2005, 365, p.1687–717.

(32) Levine MN, Bramwell VH, Pritchard KI et al.: Randomized trial of intensive cyclophosphamide, epirubicin and fluorouracil chemotherapy compared with cyclophosphamide, methotrexate and fluorouracil in premenopausal women with node-positive breast cancer. National Cancer Institute of Canada Clinical Trials Group. J Clin Oncol, 1998, 16, 2651–58.

(33) Poole CJ, Earl HM, Hiller L et al.: Epirubicin and cyclophosphamide, metothrexate and fluorouracil as adjuvant therapy for early breast cancer. N Engl J Med 2006, 355, p. 1851–62.

(34) Piccart MJ, Di Leo A, Beauduin M et al.: Phase III trial comparing two dose levels of epirubicin combined with cyclophosphamide, methotrexate, and fluorouracil in node-positive breast cancer. J Clin Oncol 2001, 19, p. 3103–10.

(35) Henderson IC, Berry DA, Demetri GD et al.: Improved outcomes from adding sequential Paclitaxel but not from escalating Doxorubicin dose in an adjuvant chemotherapy regimen for patients with node-positive primary breast cancer. J Clin Oncol 2003, 21, p. 976–83.

(36) Jones SE, Savin MA, Homes FA et al.: Phase III trial comparing doxorubicin plus cyclophosphamide with docetaxel plus cyclophosphamide as adjuvant therapy for operable breast cancer. J Clin Oncol 2006, 24, p. 5381–7.

(37) Martin M, Pienkowski T, Mackey J et al.: Adjuvant docetaxel for node-positive breast cancer. N Engl J Med 2005, 352, p. 2302–13.

(38) Roche H, Fumoleau P, Spielmann M et al.: Sequential adjuvant epirubicin-based and docetaxel chemotherapy for node-positive breast cancer patients: the FNCLCC PACS 01 Trial. J Clin Oncol 2006, 24, p. 5664–71.

(39) Citron ML, Berry DA, Cirrincione C et al.: Randomized trial of dose-dense versus conventionally scheduled and sequential versus concurrent combination chemotherapy as postoperative adjuvant treatment of node-positive primary breast cancer: first report of Intergroup Trial C9741/Cancer and Leukemia Group B Trial 9741. J Clin Oncol 2003, 21, p. 1431-39.

(40) Moebus VJ, Untch M, Du Bois A et al. : Dose-dense sequential chemotherapy with epirubicin (E), paclitaxel (T) and cyclophosphamide (C) (ETC) in comparison to conventional dosed chemotherapy in high-risk breast cancer patients (4+ LN). Mature results of an AGO-trial, SABCS 2006, #43.

(41) Carter P, Presta I, Gorman CM et al.: Humanization of an anti-p185 Her2 antibody for human cancer therapy. Proc Natl Acad Sci USA 1992, 89, p. 4285–89.

(42) Romond EH, Perez EA, Brayant J et al.: Trastuzumab plus adjuvant chemotherapy for operable HER2-positive breast cancer. N Engl J Med 2005, 353, p.1673–84.

(43) Smith I, Procter M, Gelber RD et al.: 2-year follow-up of trastuzumab after adjuvant chemotherapy in HER2-positive breast cancer: a randomised controlled trial. Lancet 2007, 369, p. 29–36.

(44) Joensuu H, Kellokumpu-Lehtinen PL, Bono P et al.: Adjuvant docetaxel or vinorelbine with or without trastuzumab for breast cancer. N Engl J Med 2006, p. 809–20.

(45) Slamon D, Eiermann W, Robert N, et al.: Phase III randomized trial comparing doxorubicin and cyclophosphamide followed by docetaxel (AC → T) with doxorubicin and cyclophos-

phamide followed by docetaxel and trastuzumab (AC → TH) with docetaxel, carboplatin and trastuzumab (TCH) in HER2 positive early breast cancer patients: BCIRG 006 study. Breast Cancer Res Treat. 2005, 94 (suppl 1), p. 5, #1.

(46) Seidman A, Hudis C, Pierri MK et al.: Cardiac dysfunction in the trastuzumab clinical trials experience. J Clin Oncol 2002, p. 1215–21.

(47) Pegram M, Hsu S, Lewis G et al.: Inhibitory effects of combination of HER-2/neu antibody and chemotherapeutic agents used for treatment of human breast cancers. Oncogene 1999, p. 2241–51.

(48) Goldhirsch A, Coates AS, Gelber RD et al.: First–select the target: better choice of adjuvant treatments for breast cancer patients. Ann Oncol 2006, p.1772–6.

4 Implantierbare Portsysteme zur intravenösen Therapie

Harald Meden

Patientinnen mit Mammakarzinom leiden nach wiederholter intravenös applizierter Chemotherapie und zahlreichen Venenpunktionen zur Blutentnahme oft im Verlauf der Erkrankung in zunehmendem Maße unter unzureichenden peripheren Venenverhältnissen (Phlebitis, Venensklerose, Phlebothrombose).

Nach unterschiedlicher onkologischer Behandlungsdauer kann die Suche nach einem zur Punktion geeigneten Blutgefäß für die Patientin zu einer Quelle von Schmerz und Angst und für das Pflegepersonal sowie für den behandelnden Arzt zu einer äußerst schwierigen und zeitintensiven Aufgabe werden. Ein sicherer venöser Zugang ist jedoch von zentraler Bedeutung für die Therapiesicherheit bei zytostatisch behandelten Patientinnen (Risiko des Paravasats mit Gewebsnekrose).

In den letzten Jahren haben sich vollständig implantierbare Kathetersysteme (Portsysteme) zur Applikation von Zytostatika bewährt. Dieses Konzept ermöglicht einen zuverlässigen und dauerhaften venösen Zugang. Ein solches Portsystem besteht aus einer Injektionskammer (Port) aus Stahl oder Titan sowie einem Katheter aus Silikon oder Polyurethan (Abb. 4.1).

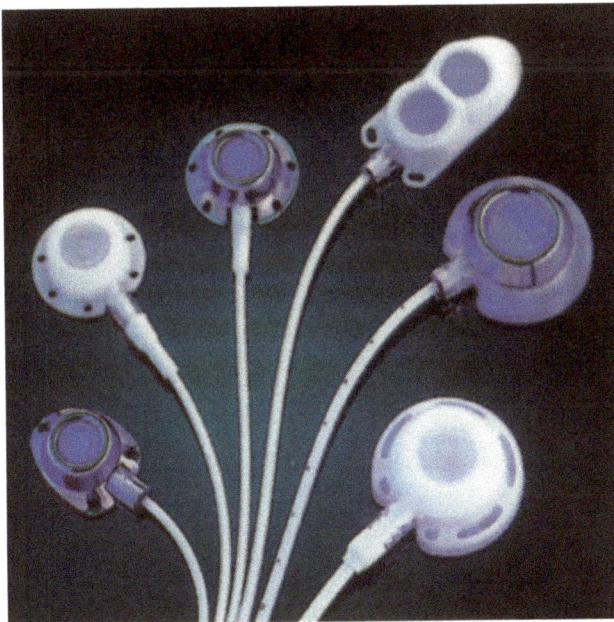

Abb. 4.1: Implantierbare Portsysteme.

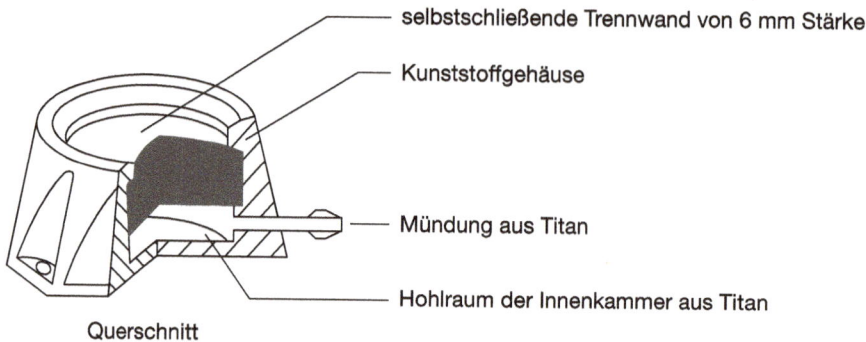

Abb. 4.2: Innere Struktur eines Portsystems.

Insbesondere in der Rezidiv-Situation bei entsprechend vorgeschädigten Venen kann die Implantation eines derartigen Kathetersystems durch Vermeidung wiederholter Venenpunktionen zu einer Verbesserung der Lebensqualität führen.

Das System wird in Lokalanästhesie oder in Vollnarkose implantiert. Die Implantation erfolgt im subkutanen Fettgewebe in der Fossa infraclavicularis durch eine modifizierte Seldinger-Technik; der Eingriff wird unter sterilen Kautelen in Lokalanästhesie in Kombination mit intravenöser Sedierung durchgeführt. Eine abschließende Überprüfung des intravenösen Anschlusses gelingt mittels einer Röntgenkontrastmittelapplikation, um einen einwandfreien Anschluss zu gewährleisten bzw. um Gefäßanomalien auszuschließen.

Durch die selbstschließende und großflächige Silikonmembran ist eine leichte Punktion und ein sicherer Halt bei der Punktion des Portsystems möglich. Mit einer speziell geschliffenen Nadel ohne Stanzeffekt (anti-coring needle) kann diese Membran mehr als 2 000 bis 3 000 mal durchstochen werden, ohne undicht zu werden.

Im Gegensatz zu Portsystemen aus Stahl führt die Verwendung von Systemen aus Titan nicht zu Artefakten bei der Durchführung von Computertomographien (CT) oder Kernspintomographien (MRT, NMR).

Das Reservoir des Portsystems sollte im subkutanen Fettgewebe in einer Tiefe von 0.5 bis 2 cm für die Spezialkanüle erreichbar sein, ansonsten besteht das Risiko der Dislokationen der Punktionsnadel.

Das implantierbare Kathetersystem eignet sich nicht nur zur Applikation der Chemotherapie, sondern auch zur intravenösen Applikation von Antibiotika, zur Behandlung mit Blut und Blutprodukten sowie zur parenteralen Ernährung, zur Analgesie, zur Verabreichung von Antiemetika und zur Blutentnahme (Tab. 4.1). Darüber hinaus ist mit neueren Systemen auch die Messung des zentralen Venendrucks möglich.

Tabelle 4.1: Implantierbare Port-Katheter: Indikationen.

- zytostatische Therapie.
- problematische periphere Venensituation.
- wiederholte Transfusion von Blut und Blutbestandteilen.
- intravenöse Schmerztherapie.
- parenterale Ernährung.

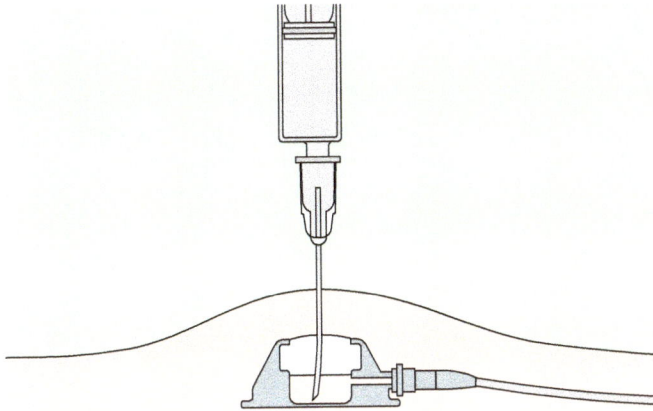

Abb. 4.3: Portsystem nach Implantation.

Tabelle 4.2: Implantierbare Port-Katheter: Kontraindikationen.

- Gerinnungsstörungen (Quick <40 %, TZ >20 sec.).
- lokale Infektion oder Sepsis.
- Allergie gegen Katheterbestandteile (Silikon, Polyurethan, Titan).

Die Verfügbarkeit von implantierbaren Portsystemen ist eine Bereicherung in der Palette der Supportivmaßnahmen für Patientinnen mit Mammakarzinom. Prinzipiell kann dieses Konzept bei den meisten Patientinnen zur Anwendung kommen, es gibt jedoch auch Kontraindikationen, die im Einzelfall geprüft werden müssen (Tab. 4.2).

Besonders wichtig bei der Verwendung von Portsystemen sind regelmäßige lokale Hautdesinfektionen, Aufmerksamkeit gegenüber der Entstehung von Hautrötungen und eine gute Fixierung der Punktionsnadel.

4.1 Komplikationen

Bei jedem implantierbaren System können Komplikationen auftreten. Durch sorgfältige Handhabung und intensive Pflege sind die meisten Komplikationen vermeidbar, sodass eine intermittierende (oder dauerhafte) Port-Benutzung über mehrere Jahre möglich ist. Die allgemeine Lebensführung der Patientin ist durch das implantierbare Portsystem im Allgemeinen nicht eingeschränkt (so sind beispielsweise der Besuch einer Sauna oder Schwimmen weiterhin möglich).

- Mögliche Frühkomplikationen:
  Pneumothorax, Hämatothorax, Mediastinalhämatom, arterielle Leckage, Verletzung des Bronchialsystems, Nervenverletzung, Luftembolie, Katheterembolie.
- Mögliche Spätkomplikationen:
  Infektion, Sepsis, Venenthrombose, Erosion der Silikonmembran des Katheters durch die Haut, Katheterokklusion, Diskonnektion oder Ruptur des Katheters.

Infektionen

Die Infektionsrate von Portsystemen ist im Vergleich zu konventionellen venösen Dauerkathetern signifikant niedriger, wie in mehreren Untersuchungen gezeigt werden konnte. Prinzipiell ist eine sterile Handhabung des Systems erforderlich. Bei infektiösen Komplikationen liegt zumeist eine Kontamination mit *Staphylococcus aureus* (70%) vor, gefolgt von gramnegativen Enterokokken und Candida. Ließ sich ein Keim nachweisen, ist die Durchführung eines Antibiogramms indiziert.

Nach Vorliegen des Antibiogramms wird das entsprechende Antibiotikum (oder Antimykotikum) ähnlich wie beim Heparinblock in das Portsystem instilliert und für mehrere Stunden im System belassen. Bei persistierenden Infektionen ist die umgehende Entfernung des Kathetersystems erforderlich.

Thrombose

Risikofaktoren für das Auftreten von Thrombosen sind neben der bekannten Virchow'schen Trias prädisponierende Faktoren, wie der Kathetersitz, das Kathetermaterial, die Katheterverweildauer und die Lokalisation der Katheterspitze.

Die Häufigkeit von Katheter- und Venenthrombosen wird unterschiedlich angegeben.

Eine Venenthrombose ist durch Symptome wie die regionäre Schwellung, oberflächliche Überwärmung, Gesichtschwellung, Schmerzen im Arm, Nacken oder der Schulter charakterisiert. Phlebographisch lässt sich im Gefäßverlauf bzw. im Katheterverlauf der Verschluss nachweisen. Wurde eine Thrombose diagnostiziert, ist die umgehende Explantation indiziert.

Katheterpflege

Um das Risiko einer Thrombose zu minimieren, ist eine regelmäßige Katheterpflege erforderlich. Zur Sicherstellung der Durchgängigkeit des Ports gibt es je nach Fabrikat unterschiedliche Empfehlungen (Tab. 4.3)

Tabelle 4.3: Implantierbare Portkatheter: Indikationen zur Explantation.

- lokale Infektion
- Sepsis
- Thrombose (Katheter/Vena cava superior)
- Therapiebeendigung
- >5 Jahre nach Implantation

Praktische Hinweise

Vermeidung von Perforationen: Zur Vermeidung von Perforationen sollte wie folgt vorgegangen werden: Immer Verwendung einer Spritze mit mindestens 10 ml Volumen. Dies sollte auch dann erfolgen, wenn weniger Volumen injiziert werden soll. Grundlage für diese Empfehlung ist die physikalische Formel $p = F/A$ (N/m^2).

Händedesinfektion: Vor Benutzung des Ports ist eine Händedesinfektion erforderlich.

Hautdesinfektion der Punktionsstelle: Vor der Hautpenetration mit der Port-Nadel ist über dem Port liegende Haut gründlich zu desinfizieren.

Korrekte Lage der Port-Nadel: Durch eine fehlerhafte Lage der Port-Nadel nach Punktion kann eine Okklusion des Portsystems vorgetäuscht werden. Dies ist der Fall, wenn die Port-Nadel im Septum liegt. Nadellagen außerhalb der Kammer können bei schwer zu lokalisierenden Ports vorkommen. Risikofaktoren hierfür sind Adipositas sowie Kippung des Ports nach unzureichender Fixierung.

Blutentnahme: Ergänzend zur hohen Infusionssicherheit von Zytostatika haben Portsysteme den zusätzlichen Vorteil der Möglichkeit zur Blutentnahme. Vor der Blutentnahme ist zu prüfen, ob das Portsystem rückläufig ist. Nach erfolgreicher Blutentnahme sollte das Portsystem gespült werden, um eine Blutkoagulation im Portsystem zu vermeiden und somit auch künftig die Durchgängigkeit des Portsystems sicherzustellen.

Regelmäßige Portspülungen: Zur Frage der Notwendigkeit regelmäßiger Portspülungen nach Abschluss der intravenösen Therapieserien gibt es unterschiedliche Auffassungen. Hierzu sind die Angaben des jeweiligen Herstellers zu beachten.

Portnadel: Wichtig ist, dass ärztlicherseits und seitens der Patientin, insbesondere nach Arztwechsel, darauf geachtet wird, dass immer eine spezielle Portnadel für die Portpunktion verwendet wird. Andernfalls wird der Port beschädigt und kann nicht mehr bestimmungsgemäß verwendet werden.

5 Manuelle Lymphdrainage nach Brustkrebs-Operation

Bernhard Ost

Die Manuelle Lymphdrainage (MLD) nach Brustkrebsoperation ist immer noch ein Stiefkind der Medizin. Sie wurde von Dr. Vodder entwickelt und erstmals im Jahre 1936 öffentlich auf der „Exposition de Beauté et Santé" in Paris vorgestellt und von seinen ehemaligen Mitarbeitern Asdonk und Földi wesentlich verbessert. Sie hat sich besonders im deutschsprachigen Raum durchgesetzt.

In Deutschland ist sie seit 1974 eine Leistung der Krankenkassen. Dennoch sehen viele Ärzte und auch Patientinnen nicht die Notwendigkeit einer postoperativen Verordnung der manuellen Lymphdrainage.

Die manuelle Lymphdrainage ist im Gegensatz zur komplexen physikalischen Entstauungstherapie (KPE) eine prophylaktische Therapie zur Vermeidung eines Lymphödems.

Die Bezeichnung „Ödem" ist etwas irreführend, denn ein Ödem ist eine Wassereinlagerung. Ein Lymphödem aber hat mit einem normalen Ödem sehr wenig zu tun. Die Lymphe ist eine hellgelbe Flüssigkeit und besteht zum großen Teil aus Gewebsflüssigkeit (Wasser), Eiweiß und Stoffwechselabbauprodukten. Deswegen dürfen auch Lymphödeme grundsätzlich nicht wie andere Ödeme mit Diuretika behandelt werden. Die Behandlung eines Lymphödems mit Diuretika stellt einen ärztlichen Kunstfehler dar. Diuretika führen zu einem Wasserentzug und damit zu einer vermehrten Ablagerung von Eiweißen aus der Lymphflüssigkeit in der betroffenen Extremität und somit sekundär über einen gesteigerten osmotischen Sog zu einer Verschlimmerung des Lymphödems.

5.1 Ursachen für ein Lymphödem

Die Ursache für ein Lymphödem ist immer eine Lymphabflussblockade (Tab. 5.1). Diese kann in seltenen Fällen anlagebedingt sein, indem die Lymphabflusswege zu eng oder zu wenig vorhanden sind. Des Weiteren und im Besonderen natürlich sekundäre Behinderungen des Lymphabflusses durch Operation und Entfernung der Lymphknoten oder auch durch Bestrahlung der Lymphknoten sowie durch Tumorneubildung.

Es werden bei einer Lymphonodektomie nicht nur Lymphknoten entfernt, sondern es werden auch viele extrem feine Lymphgefäße durch diesen Eingriff in ihrer Kontinuität zerstört. Größere Defektdeckungen bei Brustkrebsoperationen mit Schwenkklappenplastiken wie mit Latissimus- oder TRAM-Lappen, beeinträchtigen zusätzlich den Lymphabfluss über die sog. Wasserscheiden. Wasserscheiden unterteilen die Haut in Territorien. Diese können durch die manuelle Lymphdrainage grundsätzlich überwunden und Blockaden somit umgangen werden.

Tabelle 5.1: Ursachen für ein Lymphödem.

Ein Lymphödem:
– entsteht durch eine Blockade.
– wird erworben – z. B. durch Operation mit Entfernung oder Bestrahlung von Lymphknoten.
– entsteht durch Tumorneubildung.
– (anlagebedingt) zu eng oder zu wenig.

5.2 Stadieneinteilung des Lymphödems

Das Lymphödem wird in drei Stadien eingeteilt (Tab. 5.2). Beim ersten Stadium handelt es sich um eine äußerlich unerkannte Schädigung der Lymphgefäße und es besteht noch kein Lymphödem. Diese Situation kann man bei jedem operativen Eingriff im Axillarbereich generell unterstellen. Das zweite Stadium zeichnet sich als weiches Ödem aus und tritt im Laufe des Tages, besonders nach Belastung der betroffenen Extremität auf und bildet sich bei Hochlagerung der Gliedmaße ganz oder teilweise zurück. Es lässt sich eine Delle ins Gewebe drücken, welche einige Zeit bestehen bleibt. Im dritten Stadium bestehen komplizierte Schwellungen mit Hautveränderungen, z. B. warzenähnlich oder in Form kleiner Bläschen oder Fisteln, aus denen Lymphe austritt, bis hin zu ganz extremen Schwellungen (Elephantiasis)

Tabelle 5.2: Stadieneinteilung des Lymphödems.

Stadium 1: noch kein sichtbares Lymphödem.
Stadium 2: weiches, reversibles Lymphödem.
Stadium 3: manifestes Lymphödem.

5.3 Die Bedeutung der Wasserscheiden

Die Wasserscheiden stellen regionale Lymphabflussareale der Haut dar und sind in Quadranten unterteilt, von denen Lymphgefäße hin zu den Lymphknoten führen. Mit der manuellen Lymphdrainage ist es möglich Kollateralabflüsse zu ermöglichen (z. B. wird bei eingeschränktem Abfluss über die axillaren Wege die Schulterpartie als Umgehungsweg bearbeitet) (Abb. 5.1 und 5.2).

5.4 Wirkungen der manuellen Lymphdrainage

Durch die spezielle Lymphdrainagetechnik, welche eine leichte, kreisförmige Oberflächenmassage darstellt, die mit unterschiedlicher vorgeschriebener Druckintensität durchgeführt wird, können nicht nur Kollateralabflüsse über die Wasserscheiden erarbeitet werden, auch zerstörte, feinste Lymphgefäße können anastomosieren, wobei diese Neoanastomosen klappenlose Gefäßverbindungen darstellen. Da bei jeder manuellen Lymphdrainage immer erst die regionalen Lymphabflusswege frei gearbeitet werden (zuerst am Hals und dann am Rumpf) und dann erst die betroffene Extremität bearbeitet wird, wird die Lymphtransportkapazität enorm gesteigert. Es kommt zu einer Anregung der Angiomotorik sowie zur Verbesserung und Erhaltung der Elastizität der Lymphgefäße.

Wasserscheiden

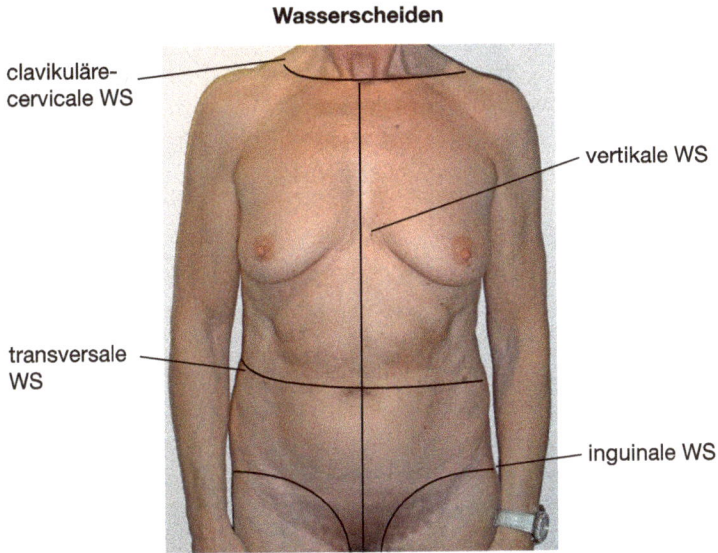

claviculäre-
cervicale WS

vertikale WS

transversale
WS

inguinale WS

Abb. 5.1: Wasserscheiden

Wasserscheiden

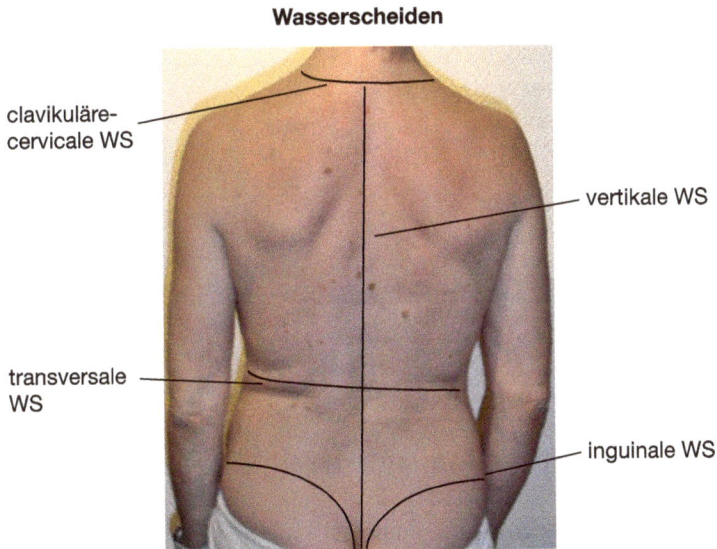

claviculäre-
cervicale WS

vertikale WS

transversale
WS

inguinale WS

Abb. 5.2: Wasserscheiden

Tabelle 5.3: Nachgewiesene Wirkungen der MLD.

Bewirkt:
- eine intensive Förderung der Neubildung zerstörter Lymphgefäße.
- die Bildung von Kollateral-Lymphgefäßen zur Verbesserung der gestörten Lymphabflussverhält-
  nisse.
- eine Steigerung der Lymphtransportkapazität.
- eine Anregung der Angiomotorik.
- eine Verbesserung und Erhaltung der Elastizität der Lymphgefäße.

5.5 Behandlungsablauf der manuellen Lymphdrainage

Postoperativ sollte, je nach Umfang der Operation und Belastbarkeit des Patienten und der Wundverhältnisse, zwischen dem dritten und dem fünften Tag mit der MLD begonnen werden. Während des stationären Aufenthaltes sollte täglich behandelt werden. In der späteren ambulanten Phase im ersten Jahr zweimal wöchentlich und danach je nach Prognoseeinschätzung einmal in der Woche über weitere Jahre. Es kann auch nach zehn Jahren noch ein Lymphödem auftreten.

Bevor die betroffene Extremität bearbeitet wird, müssen erst alle regionalen Lymphabflusswege frei gearbeitet werden. Beginnt diese Behandlung an der betroffenen Extremität, handelt es sich definitiv um einen schwerwiegenden Kunstfehler. Dieser kann, ebenso wie eine unsachgemäße Druckmassage, ein leichtes Lymphödem erheblich verschlimmern. Daher gilt: Lieber keine Lymphdrainage als eine falsche Lymphdrainage. Die Lymphdrainagegriffe werden nur mit sehr geringem Druck und kreisenden Bewegungen in Richtung des Lymphabflusses ausgeführt. Ein Handkreisen in Gegenrichtung würde den Lymphabfluss nicht richtig in Gang bringen.

Tabelle 5.4: Behandlungsablauf.

- zuerst die Lymphknoten der gesamten Halsregion.
- dann Lymphknoten der gesunden Achsen- und Brustseite.
- von der operierten Seite zur gesunden Seite.
- auf der betroffenen Seite zur Leiste.
- Arm der operierten Seite.

5.6 Kontrolle und Selbstkontrolle

Es ist wichtig, dass ein beginnendes Lymphödem so früh wie möglich erkannt wird. Jedes Lymphödem muss behandelt werden. Schwere Fälle primär stationär, leichte Fälle ambulant. Die Patienten sollten zur Selbstkontrolle angehalten werden (am besten mithilfe von Handzetteln). Die Kontrolle der betroffenen Extremität erfolgt erstens durch Längen- und Umfangmessen der Arme (zum Vergleich wird auch der gesunde Arm gemessen) und zweitens durch Testen der Hautdicke. Man misst an genau definierten Punkten, welche man markiert (z. B. mit Augenbrauenstift) am Handgelenk, an der Mitte des Unterarms, der Ellenbeuge und der Mitte des Oberarms. Die Umfangmessung erfolgt immer knapp unterhalb der Markierungspunkte und als Längenmessung dient die Entfernung von der Mittelfingerspitze bis zu den Markierungen. Das Testen der Hautdicke geschieht, indem man mit Daumen und Zeigefinger eine Hautfalte abhebt. Man beginnt an der Innen-Unterseite des Armes am Handgelenk in

Tabelle 5.5: Messpunkte.

gemessen wird:
- am Handgelenk.
- in der Mitte des Unterarms.
- in der Ellenbeuge.
- in der Mitte des Oberarms.

Schritten von 4–5 cm bis zur Achsel. Sollte die Hautfalte auf der betroffenen Seite dicker als auf der gesunden sein oder keine Falte abhebbar sein, so haben sich wahrscheinlich im betroffenen Arm Eiweiße abgelagert und eine sofortige komplexe physikalische Entstauungstherapie ist angezeigt. Die MLD stellt in diesem Falle eine flankierende Maßnahme dar.

5.7 Was sollte die Patientin beachten?

Die Patientin sollte jede Provokation einer Hyperämie vermeiden (z. B. durch Hitze oder extreme Kälte). In diesem Zusammenhang stellt sich die Frage nach Saunagängen und Urlaub in heißen Ländern. Generelle Verbote sind hier nicht angezeigt, zumal in heißen Ländern keineswegs mehr Lymphödeme nach Brustkrebsoperationen vorkommen als in unseren klimatisch gemäßigteren Ländern. Es handelt sich eher um eine Frage der klimatischen Adaption der Blutzirkulation. Gleiches gilt bei langjährigen Saunagängern. In beiden Fällen ist eine vorsichtige Adaption an die Hitze zu empfehlen. Im Urlaub in heißen Ländern sollte man sich nie der intensiven Sonneneinstrahlung aussetzen und einen Sonnenbrand riskieren (besser: Schatten aufsuchen und ggf. dem betroffenen Arm abdecken (am besten nass und kühl). Bei Saunagängen ist auch ein vorsichtiges Herantasten an höhere Temperaturen in Form von verkürzten Zeiten zu empfehlen. Ferner sollte der Patient lange Arbeitsbelastungen mit dem betroffenen Arm vermeiden (häufig Pausen einlegen bevor der Arm müde und schwer wird) und möglichst keine Blutentnahmen an dem Arm zulassen. Verletzungen und Infektionen am betroffenen Arm sollten sofort desinfiziert und mit einer antibiotischen Salbe behandelt werden. Eine klassische Knetmassage ist eine absolute Kontraindikation.

Tabelle 5.6: Was soll die Patientin beachten.

- keine Provokation einer Hyperämie.
- keine Überlastung des betroffenen Armes.
- keine klassische Knetmassage.
- möglichst keine Venenpunktionen am betroffenen Arm.
- sofortige Desinfektion und Antibiose mit Salbe bei Verletzung.

5.8 Lymphödemprophylaxe

Neben der postoperativen MLD ist es wichtig, dass in den ersten Wochen nach der Operation der betroffene Arm beim Schlafen und Ausruhen hoch gelagert wird. (In Sanitätsgeschäften gibt es spezielle Lymphödemkissen für die Arme). Der Arm sollte beim Laufen möglichst nicht lange herunterhängen. Die Hand in der Manteltasche, sich einhaken oder einen Wanderstock benutzen vermeiden das Absinken der Lymphe in den betroffenen Arm. Sport sollte ohne großen Ehrgeiz und mit Pausen stattfinden, wobei Schwimmen, Wandern, Nordic Walking und Spazierengehen zu bevorzugen sind. Die Ernährung spielt bei der Entstehung eines Lymphödems keine Rolle, jedoch verschlimmert Übergewicht eine Ödemsituation deutlich.

6 PET/CT und Mammakarzinom

Axel Herrmann

6.1 Einleitung

Über 80 % der Mammakarzinome werden aufgrund eines verdächtigen Tastbefundes diagnostiziert. Als wichtigstes bildgebendes Verfahren dient zum Screening primär die Mammographie, meist gekoppelt mit der Mamma- und Axillasonographie. Insbesondere kommt die Mammasonographie bei unklaren Befunden ergänzend zur Anwendung. Dies insbesondere bei jungen Frauen mit tastbaren Knoten und dichtem Drüsenkörper. Auch die Kernspintomographie der Mamma wird häufig als Zusatzuntersuchung bei unklaren Mammographiebefunden eingesetzt. Eine der Hauptindikationen ist die Untersuchung von Frauen mit genetisch hohem Brustkrebsrisiko aber auch in der Detektion von multizentrischen Karzinomen bei geplanter brusterhaltender Operation. Die Diagnosesicherung erfolgt in jedem Fall durch die Biopsie. Die Kernspintomographie vereint zwar eine hohe Sensitivität mit genauer morphologischer Darstellung des Drüsenkörpers und Tumors, führt aber beim Versuch, benigne von malignen Veränderungen anhand der Kontrastmitteldynamik zu unterscheiden gehäuft zu falsch-positiven Befunden und konsekutiven Biopsien. Zum Staging erfolgt die Abdomensonographie, insbesondere zum Ausschluss von Lebermetastasen, die Thoraxaufnahme in zwei Ebenen bzw. eine Computertomographie des Thorax zum Ausschluss einer Lungenfiliarisierung sowie die Skelettszintigraphie zum Nachweis eines Knochenbefalls. Bei klinischem Verdacht auf intrazerebrale Filiae wird zusätzlich eine Kernspintomographie des Schädels durchgeführt. Vorgenannte Verfahren haben ihren festen Stellenwert in der Diagnostik des Mammakarzinoms und werden routinemäßig angewendet. Im folgenden Beitrag soll nun der Stellenwert der Positronen-Emissions-Tomographie (PET) als funktionelle Bildgebung kombiniert mit gleichzeitig durchgeführter Computertomographie (CT) als morphologische Bildgebung im Rahmen des diagnostischen Prozederes des Mammakarzinoms beschrieben werden. Im Weiteren wird der Nutzen des PET/CT für Staging, Therapieentscheidungen und Verlaufskontrollen dargestellt. Auch soll das Beleuchten der Limitationen der PET/CT zur Auswahl des richtigen Einsatzpunktes des neuen Verfahrens beitragen.

6.2 Hybrid-Technologie PET/CT

Zu Beginn des neuen Millenniums wurde ein neues Tomographiegerät geschaffen, welches sich aus zwei Komponenten, einem Positronenemissionstomographen und einem Computertomographen, zusammensetzt. Diese Entwicklung markiert eine neue Epoche der bildgebenden Verfahren. Beide Einzelgeräte sind seit vielen Jahren im Einsatz. So wird mittels PET die funktionelle Bildgebung betrieben, während hingegen die Computertomographie zur morphologischen Bildgebung beiträgt. Aufgrund des zunehmenden Einsatzes von Radioisotopen gebunden an gewebespezifische Substrate, rückte die Positronenemissionstomographie immer mehr in den Blickpunkt der diagnostischen Bildgebung um Stoffwechselprozesse jedweder Art, das sog. Molecular-Imaging, durchzuführen. Während ein Positronenemissionstomograph aufgrund der technischen Notwendigkeiten eine Aufnahmezeit von bis zu einer Stunde benötigt, dies unter Anderem bedingt durch die notwendige Schwächungskorrektur, kann eine Computertomographie mit einem hochauflösenden Computertomographen (Spiral-CT) eine Ganzkörperaufnahme in wenigen Minuten erstellen. So betrug der Untersuchungszeitraum durchaus ein bis zwei Stunden an den bisher eingesetzten Einzelgeräten PET und CT. Durch die Tandem-Gestaltung entsteht das Hybridgerät PET/CT. Dadurch besteht jetzt die Möglichkeit, die Untersuchung für die Patientin in 10 bis max. 30 min in einem Untersuchungsgang durchzuführen, ohne die Patientin zu bewegen. Die Patientin befindet sich dabei auf einem Untersuchungstisch, der die beiden nacheinander geschalteten Geräte durchfährt.

Der große Vorteil der direkten zeitlichen Abfolge der beiden Bildgebungen liegt darin, dass die funktionelle Bildgebung – also die mittels Positronenemissionstomographie dargestellten Stoffwechselprozesse – auf die, durch das hochauflösende Spiral-CT dargestellte morphologische Bildgebung projiziert werden kann. Durch eine softwarebasierte Auswertetechnik kann in der anschließenden Bildverarbeitung ein fusioniertes Bild von PET und CT erzeugt werden.

Diese neue Hybridtechnologie darf als wichtige Entwicklung für die bildgebende Diagnostik in der Onkologie, z. B. für das Staging aber auch im Rahmen der Therapiekontrollen, angesehen werden. Für die Zukunft stehen hier weitere Entwicklungen

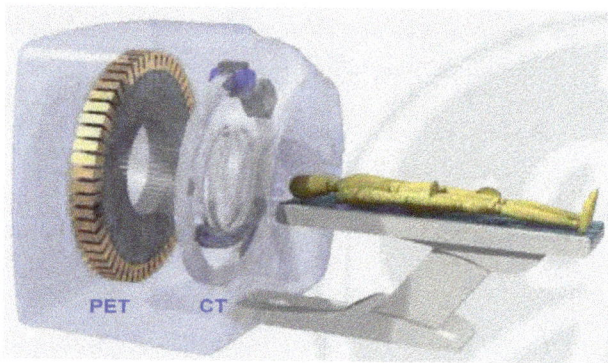

Abb. 6.1: PET/CT in Tandem Anordnung in einem Gerät.

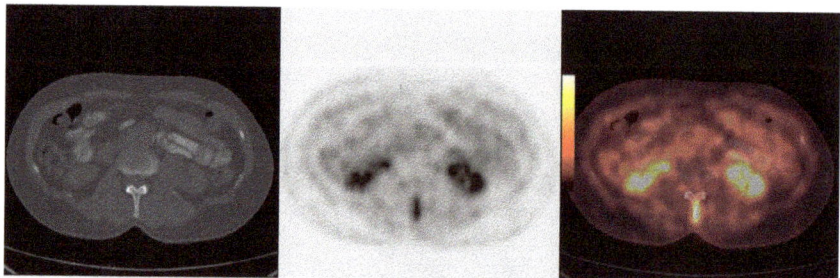

Abb. 6.2: CT mit fehlender Darstellung einer Dornfortsatzmetastase, welche durch den gesteigerten Glucosemetabolismus in der PET auffällt. Die PET/CT zeigt das fusionierte Bild.

in Aussicht. So darf sicherlich die Entwicklung eines PET/MRT-Gerätes in nächster Zukunft erwartet werden. Auch trägt die immer schneller werdende Computertechnologie zu der Entwicklung von Softwareanwendungen bei, die letztendlich die Untersuchungszeiten weiter verkürzt. Damit gestaltet sich auch die Gesamtprozedur für die Patientinnen sehr angenehm. Auch wird die räumliche Auflösung in der Zukunft weiter verbessert werden, sodass immer kleinere Läsionen detektiert werden.

6.3 Wie funktioniert die PET/CT?

Zur Durchführung einer Positronenemissionstomographie werden verschiedene Radiopharmaka genutzt. Im Rahmen der onkologischen Diagnostik steht an erster Stelle zur Diagnostik des Mammakarzinoms der Positronenstrahler F-18 (physikalische Halbwertszeit: 110 min) markiert mit Traubenzucker (F-18-Fluor-desoxy-glukose, FDG). FDG wird wie Glukose durch passive Transporter über die Zellmembran in die Zelle transportiert. Es sind beim Menschen fünf dieser Glukose-Transporter bekannt, die mit Glut-1 bis Glut-5 bezeichnet sind. Für die Anreicherung in Tumoren und normalen Hirngewebe ist der Glut-1-Transporter der wichtigste Transportmechanismus. Die durch Insulin stimulierbare Aufnahme in Skelett- und Herzmuskel erfolgt über die Glut-4-Transporter. In der Zelle wird FDG durch das Enzym Hexokinase zu FDG-6-Phosphat phosphoryliert. Da an der 1. Position des Zuckermoleküls keine Hydroxyl-Gruppe (OH-Gruppe) vorliegt, kann FDG im Gegensatz zu Glukose nicht weiter verstoffwechselt werden. Es kommt dadurch nach intravenöser Injektion von FDG in stoffwechselaktiven Geweben zu einer kontinuierlich steigenden intrazellulären Konzentration von FDG-6-Phosphat. So gehört z. B. das duktale Mammakarzinom zu den Tumoren, welche einen hohen Glukosemetabolismus aufweisen. Daraus resultiert dann in der PET-Bildgebung ein hoher Kontrast zwischen Tumorgewebe und den umgebenden normalen Gewebestrukturen.

Deshalb muss vor jeder Untersuchung der Patientin über eine Vene dieses Radiopharmazeutikum (18-F-FDG) injiziert werden. Normalerweise handelt es sich um eine standardisierte, an das Patientengewicht adaptierte Menge von 18-F-FDG. Wichtig ist im Vorfeld der Untersuchung die sechsstündige Glukosekarenz der Patientin. Nach der Injektion des Radiopharmazeutikums (18-F-FDG) dauert es ca. eine Stunde, in der sich die leicht radioaktivierte Glukose im Körper der Patientin verteilt. Im Nüchternzustand zeigt nur das Gehirn eine deutliche Anreicherung von FDG. Nicht intrazellulär aufgenommenes FDG wird rasch renal eliminiert. Deshalb zeigen zum Zeitpunkt der PET-Untersuchung (ca. 60 min nach Injektion) Gehirn, Niere und ableitende Harnwege die höchste Konzentration von FDG. Im postbrandialen Zustand (hoher Insulinspiegel) kommt es dagegen zu einer deutlichen Aufnahme von FDG in Myokard und Skelettmuskulatur. Muskeltätigkeit führt zur verstärkten Aufnahme von FDG in die Skelettmuskulatur, weswegen sich die Patientinnen nach Injektion des Radiopharmazeutikums ca. eine Stunde entspannt hinlegen müssen.

Die Strahlenexposition entspricht ca. einem Transatlantikflug oder der zweifachen Menge der normalen jährlichen Strahlenexposition eines unter normalen Bedingungen in Deutschland lebenden Menschen. Daher kann dies im Rahmen der Suche nach einer bösartigen Erkrankung vernachlässigt werden. Natürlich wird durch die Verpflichtung eines jeden Nuklearmediziners zur Überprüfung der rechtfertigenden Indikation ein besonderes Augenmerk auf diese Problematik gerichtet.

Im Anschluss kann dann die Aufnahme mit dem PET/CT durchgeführt werden. Dazu wird die Patientin auf dem Untersuchungstisch gelagert. Zunächst wird ein Topogramm, auch als CT-Scout bezeichnet, angefertigt. Dies dauert wenige Sekunden. Im Anschluss erfolgt dann eine Ganzkörpercomputertomographie mittels der Spiral-CT-Einheit. In Abhängigkeit der notwendigen Genauigkeit, kann dieses CT als sog. „low-Dose" mit einer geringen Strahlenexposition oder als kontrastmittelverstärktes, hochauflösendes CT gefahren werden. Im Anschluss erfolgt dann die Positronenemissionstomographie. Diese wird anhand der im zuallererst durchgeführten Topogramm festgelegten Köperabschnitte abschnittsweise angefertigt. Mit den z. Z. modernsten PET/CT-Geräten wird eine Untersuchungszeit von 30 min für eine Ganzkörperuntersuchung nicht mehr überschritten.

Die Erstellung der Bilddaten wird nun durch schnelle Rechner in wenigen Minuten möglich. Meist kann schon unter Aufnahmebedingungen sowohl die PET-Bildgebung als auch die CT-Bildgebung am Monitor betrachtet werden. Nach Abschluss der Aufnahmen kommt es dann auch zu einer Software gestützten Fusion von PET- und CT-Daten, sodass die metabolische/morphologische Bildgebung – also die dargestellten Stoffwechselprozesse einzelner Gewebestrukturen – am Monitor zu sehen sind. Diese lassen sich dann in der Ganzkörperdarstellung und einzelnen Schnittbildern, welche normalerweise die Region Schädel bis mittlere Oberschenkel einschließt, betrachten. Über die Errechnung des Standard Uptake Values (SUV-Wert) kann dann ein volumenbezogener Glukosestoffwechsel einzelner, verdächtiger Läsionen errechnet werden. Der Vergleich möglicher maligner Strukturen zu normal FDG-speichernden Gewebestrukturen hilft meist bei der Einordnung. Anhand der CT-Bildgebung lassen sich auch strukturelle Veränderungen ausmessen, sodass in Zusammenführung des Vorgenannten eine Zuordnung hinsichtlich benigner oder maligner Prozesse möglich ist.

6.4 Primärdiagnostik des Mammakarzinoms und Screening

Zur Primärdiagnostik eines Mammakarzinoms werden, wie in der Einleitung aufgeführt primär der Tastbefund mit weiterer Abklärung über die Mammographie, unter Zuhilfenahme von Mamma- und Axilla-Sonographie, durchgeführt. Auch die MRT hat hier bereits einen festen Stellenwert, da sie mit ihrer hohen Auflösung im Bereich von Millimetern zur morphologischen Detektion von Läsionen beiträgt (7).

In den bis heute publizierten Studien lassen sich für die Treffsicherheit der PET zur Erkennung des lokalen Tumors durchaus Sensitivitäten bis 96 % finden. Auch die Spezifität ist mit 95 % bereits sehr hoch. Neuere Studien, mit allerdings kleinen Fallzahlen, lassen vermuten, dass Sensitivitäten und Spezifitäten noch höhere Werte erzielen. Insbesondere zeichnet sich aber auch das Erzielen eines hohen positiven Vorhersagewertes ab. Dennoch sind die noch hohen Kosten der PET/CT und die noch nicht in Studien nachgewiesene eindeutig bessere Performance gegenüber den Standardverfahren Gründe, das Verfahren nicht generell in der Primärdiagnostik einzusetzen. Ausnahmen sind die Patientinnen, bei denen auch mittels MRT keine eindeutige Dignitätsbeurteilung der dargestellten Läsion möglich ist, um über die Darstellung des Glucosemetabolismus eine Klärung herbeizuführen.

Allerdings gibt es auch Limitationen der Positronenemissionstomographie in Bezug auf den Glucosemetabolismus einzelner Mammakarzinomtypen. Brustkrebszellen besitzen einen erhöhten Glucosemetabolismus. Daher sollte die FDG-PET prinzipiell in

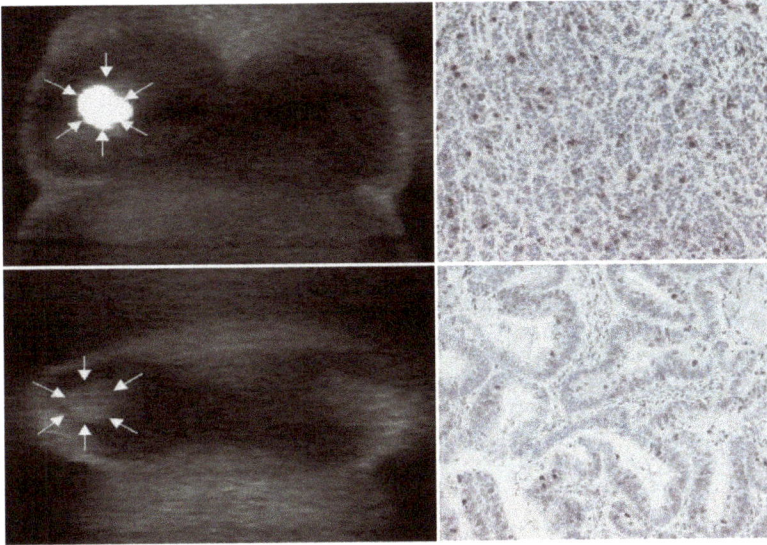

Abb. 6.3: Die obere Reihe links, zeigt ein duktales Karzinom der rechten Brust mit deutlichem FDG Uptake. Rechts wird die proliferative Aktivität durch die Ki-67 Immunhistochemie mit ca. 25 % immunoreaktiven Zellen dargestellt Die untere Reihe zeigt links ein lobuläres Karzinom mit geringer FDG Speicherung und rechts geringer proliferativer Aktivität mit Darstellung von ca. 2 % immunoreaktiven Tumor-Zellen (13).

der Lage sein, die Diskriminierung zwischen benignen und malignen Raumforderungen zu verbessern. Der FDG-Uptake ist jedoch von verschiedenen Faktoren wie histologischer Subtyp und Differenzierungsgrad abhängig. Das invasive duktale Karzinom und entdifferenzierte G3-Tumoren zeigen eine sehr hohe Glukoseavidität im Rahmen einer hohen Proliferationsrate mit konsekutiv gesteigertem Glukosemetabolismus. Bei lobulären, tubulären, in situ-, G1- und G2-Tumoren der Brust besteht auch eine langsamere Proliferationsrate, entsprechend kommt es im Vergleich zu den duktalen Formen zu einer geringeren Speicherung von FDG (1, 4).

Auch die räumliche Auflösung, die z. Z. bei den modernen PET/CT-Geräten um 5 mm liegt, ist verbesserungsfähig. Bei dem Versuch kleine, maligne Gewebsstrukturen (z. B. Lymphknoten) in der Axilla darzustellen, zeigen sich durchaus vereinzelt falsch-negative Ergebnisse. In einer älteren PET-Studie aus dem Jahre 1999 mit 93 Patientinnen hatte das PET eine Sensitivität von 91 % bei einer Spezifität von 83 %. 8 % der Befunde waren bei Vorliegen von in situ-Tumoren, Tumoren kleiner 5 mm oder einem Morbus Paget, falsch-negativ (2). Leider fehlen zur Zeit noch größere Studien mit PET/CT Geräten deren Auflösung schon unter 5 mm liegt. Daher wird sicherlich in der nahen Zukunft auch eine Verbesserung des Vorgenannten gezeigt werden. Ein wesentlicher Vorteil des PET/CT allerdings ist die fehlende Beeinflussung durch die erhöhte Gewebedichte wie z. B. bei jungen Frauen oder bei Mastopathie. Es ist aber zu resümieren, dass das PET/CT zum jetzigen Zeitpunkt noch nicht alleine als routinemäßiges Screeningverfahren und in der Primärdiagnostik des Mammakarzinoms eingesetzt wird.

6.5 Staging

Zunächst ist das präoperative Staging zu betrachten. Dies ist immens wichtig, da sich in Abhängigkeit der Tumorausbreitung das operative Prozedere und die Prognose entscheidet. Insbesondere muss eine Entscheidung hinsichtlich der axillären Dissektion im Rahmen des operativen Vorgehens herbeigeführt werden. Zur Klärung dieser Frage hat sich in den letzten Jahren die Sentinel-Lymphknoten-Szintigraphie etabliert. Mit dieser Technik wird der sog. Wächterlymphknoten dargestellt. Dieser wird entnommen und analysiert. Bei malignem Zellnachweis durch Schnellschnittdiagnostik führt dies zur Axilladissektion. Bei unauffälligem Befund wird den Patientinnen eine axilläre Dissektion erspart, welche mit einer Komorbidität von ca. 20 % vergesellschaftet ist, insbesondere Lymphödem und Einschränkungen der Beweglichkeit, sind hier zu nennen. Unter Berücksichtigung, dass lediglich 3–20 % der Patientinnen mit invasivem Mammakarzinom <20 mm eine Metastasierung der Lymphknoten aufweisen und verschiedene Studien einen Überlebensvorteil bei negativer axillärer Dissektion nicht nachweisen konnten, stellt sich die Frage, ob nicht eine Überzahl an unnötigen Axilladissektionen bei T1-Tumoren der Brust durchgeführt werden (3). Unter diesem Hintergrund relativiert sich auch die eingeschränkte Detektion <10 mm messender Lymphknotenmetastasen durch die PET/CT unter Verwendung von FDG. Inzwischen werden durchaus Werte von 86–94 % für die diagnostische Genauigkeit erzielt. Die falsch-negativen Ergebnisse wurden bei Patientinnen mit einer geringen Tumorlast und Mikrometastasen gesehen (3). Diese Erkenntnisse rechtfertigen somit zum jetzigen Zeitpunkt keinen alleinigen Einsatz der FDG-PET/CT zur Evaluation möglicher axillä-

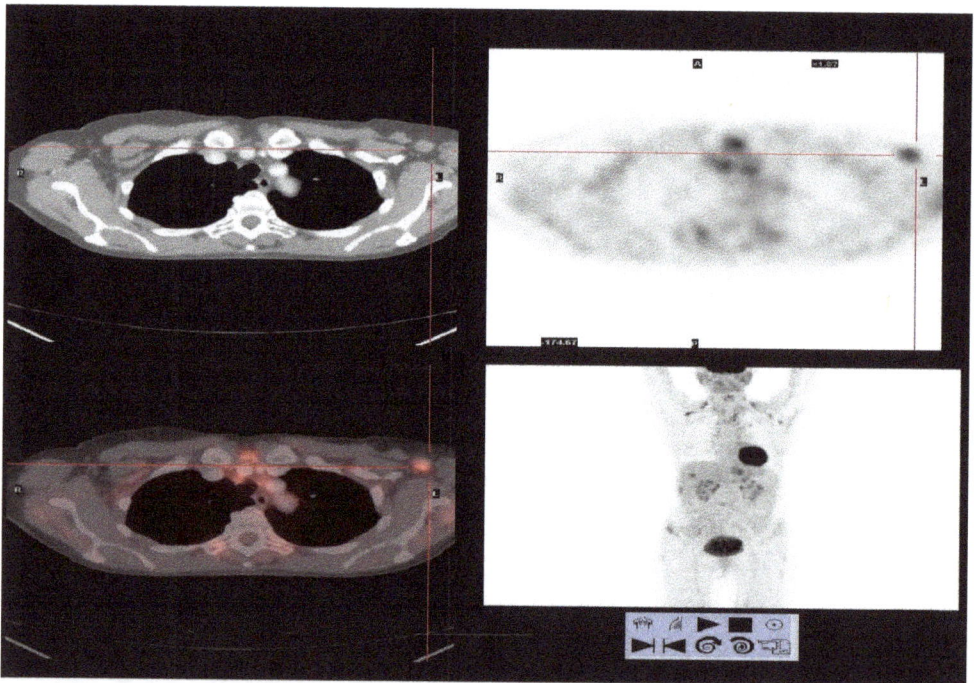

Abb. 6.4: Bildbeispiel eines CT, PET, PET-CT-Fusionsbild und Ganzkörper PET. Gesteigerter Glukosemetabolismus eines Lymphknotens der linken Axilla (siehe Fadenkreuz).

rer Lymphknotenmetastasen. Allerdings sei der Ausblick erlaubt; so sich die räumliche Auflösung der modernen PET/CT verbessert oder die Möglichkeit für eine Fusion von PET und MRT Bildgebung besteht, werden sich die z. Z. gängigen Standards zur axillären Dissektion ändern. Insbesondere unter Kenntnis eines fehlenden Überlebensvorteils bei negativer axillärer Dissektion.

6.6 Ganzkörper-Staging

In Abhängigkeit des diagnostizierten Mammakarzinoms – hier spielen primär die Größe und die mögliche Wahrscheinlichkeit eines metastasierenden Prozesses eine entscheidende Rolle – wird z. Z. zur prätherapeutischen Diagnostik, bei Verdacht auf eine mögliche Metastasierung, eine Lungen-Thorax-Aufnahme, eine Knochenszintigraphie, ein Ultraschall der Leber und alternativ auch ein abdominelles CT durchgeführt. Die Durchführung der Knochenszintigraphie wird zwar immer noch kontrovers diskutiert, hier gilt es allerdings zu berücksichtigen, dass die sichere Detektion osteoplastischer Metastasen mit hoher Sensitivität möglich ist.

Primäres Interesse dieser Diagnostik ist das Erkennen einer frühen Metastasierung, aber auch die Möglichkeit des Nachweises eines kontralateralen Tumors. Sicherlich sollte das prognostische Prozedere patientinnen- und tumoradaptiert erfolgen. Insbesondere auch unter Berücksichtigung der Verbesserung der Überlebenszeit und Entscheidung der therapeutischen Konsequenzen nach Abschluss des Stagings. An erster Stelle steht das kurative Therapiekonzept, welches Chirurgie, Strahlentherapie und Chemotherapie nach Abschluss der Einteilung in Tumorstadien nach sich zieht.

Eine frühe Diagnose des Lokalrezidivs hat zwar keinen Einfluss auf die Mortalität, dennoch steht diese Erkenntnis im Gegensatz dazu, dass durchaus ein Einfluss auf das Überleben bei besserer lokoregionaler Kontrolle durch Bestrahlung nach Mastektomie besteht. Im Weiteren ist bei ipsilateraler Tumorrezidivdiagnostik nach brusterhaltender Therapie durchaus ein negativer Effekt der Langzeitüberlebensrate gegeben.

Unter Berücksichtigung des Vorgenannten wäre die Vereinfachung der multimodalen Bildgebung durch eine weniger zeitaufwendige und dadurch für die Patientinnen resultierende zügige Abklärung wünschenswert. Hier bietet die PET/CT ein großes Potential für das Tumor-Staging. So ist die Detektion des Primärtumors sowie einer möglichen Metastasierung der Weichteile und Knochen möglich (11).

Insbesondere zeigt sich in neueren Studien das die PET/CT oft den konventionellen Verfahren überlegen ist. Hervorragend eignet sich diese Methode zur Detektion von Leber-, Lungen- und distanten Lymphknotenmetastasen (12).

In der Zukunft werden multizentrische Studien sicherlich zu prüfen haben, ob die PET/CT-Untersuchung nicht in das diagnostische Prozedere eingebunden werden muss. Dies sicherlich auch in Abhängigkeit der in Zukunft besseren Verfügbarkeit und Entwicklung der damit verbundenen Kosten. Dabei sollte nicht vergessen werden, dass einerseits materielle Kosten durch die multimodale Bildgebung entstehen, aber auch durch einen zeitkonsumierenden Ablauf diagnostischer Maßnahmen. Davon abgesehen liegt ein großer Vorteil der mithilfe von PET/CT durchgeführten Ganzkörperdiagnostik darin, dass die Patientin und der behandelnde Arzt innerhalb eines Tages wissen, wie der weitere Krankheitsverlauf aussehen wird und welche therapeutischen Konsequenzen sich daraus ergeben werden. Auch die fehlende Invasivität erweist sich als großer Vorteil.

6.7 Tumorcharakterisierung

Die Tumorbiologie kann das therapeutische Management beeinflussen. Hier werden Aspekte wie Energieverbrauch, Durchblutung und Proteinsynthese im Rahmen der zellulären Proliferation interessant. Ebenso steht die Hormonrezeptorexpression im Vordergrund.

Zur Bestimmung der Tumorcharakteristik des Mammakarzinoms stehen schon konventionelle Labortests – und in der Pathologie z. B. die Immunhistochemie – zur Verfügung. Auch bildgebende Verfahren wie Kernspin und Ultraschall nutzen Kontrastmittel zur Darstellung der Gefäßversorgung von Tumoren. Aufgrund der Entwicklung neuer Radiopharmazeutika leistet die Nuklearmedizin einen großen Beitrag zur möglichen Tumorcharakterisierung. Durch die noch am besten bekannte FDG-PET/CT-Untersuchung wird der Glukosestoffwechsel der Tumorstrukturen dargestellt. Mit Hilfe von Quantifizierungen ist in der Primärdiagnostik die Ausprägung und unter Therapie auch der Verlauf des Glukosemetabolismus darstellbar. Aber es gibt auch Radiopharmazeutika, welche z. B. den Aminosäurestoffwechsel darstellen, hier sei Fluorthymidin (18-F-FLT) genannt (9). Die Membransynthese kann mit cholinmarkierten Radioisotopen dargestellt werden. Die Dopaminsynthese lässt sich mit 18-F-Fluorodopa (18-F-FDOPA) zeigen, Hypoxie wird mit 11-C-Fluoromisonidazol (11-C-FMISO) aufgezeigt. Nicht zuletzt ist die Darstellung der Hormonrezeptorenexpression wichtig, das Östrogenanalogon 18-F-Fluoroöstradiol (18-F-FEF) stellt die Hormonrezeptorexpression dar (8). Auch gibt es Ansätze, Antikörper gegen den HER2-Rezeptor mit Radioisotopen zu markieren (10). Aufgrund der noch sehr limitierten Verbreitung sind diese Untersuchungsverfahren zum jetzigen Zeitpunkt nur im Rahmen der Forschung an ausgewählten Zentren möglich. Aufgrund der Komplexität der Tumorbiologie, lassen sich für die Zukunft die Entwicklung individueller therapeutischer Strategien erwarten. Einige Verfahren werden bereits in die Routine der universitären Diagnostik eingebunden, finden aber auch in einzelnen speziellen ambulanten Zentren Eingang. Eine ubiquitäre Verfügbarkeit wird allerdings noch einige Zeit auf sich warten lassen.

6.8 Therapiekontrolle

Die PET/CT kann unter therapeutischen Bedingungen den Verlauf des Glukosemetabolismus pathologischer Läsionen darstellen. So besteht schon sehr früh eine sehr gute Möglichkeit, z. B. nach einem ersten Chemotherapiezyklus, das Ansprechen des Tumors auf die Chemotherapie darzustellen. Durch die Quantifizierung der Glukosespeicherung in einer Läsion kann mittels SUV-Bestimmung im Vergleich zwischen Basisuntersuchung und posttherapeutischer Untersuchung, auf ein Ansprechen der durchgeführten Chemotherapie geschlossen werden. Diese Quantifizierung kann auch für Volumina berechnet werden. Soll präoperativ die Tumormasse bei fortgeschrittenem Mammakarzinom reduziert werden, wird eine neoadjuvante Chemotherapie angewandt, um dann eine primär brusterhaltende operative Therapie durchzuführen. Dies letztendlich auch um die Prognose der Erkrankung zu verbessern. Die PET/CT kann eine neoadjuvante Therapie schnell hinsichtlich ihrer Wirksamkeit mit hoher Sensitivität und Spezifität überprüfen, bevor überhaupt eine morphologische Bildgebung wie CT oder MRT alleine, die Reduktion der Tumormasse darstellen kann. Auch ist das Ansprechen des Tumors auf die entsprechende Chemotherapie als prog-

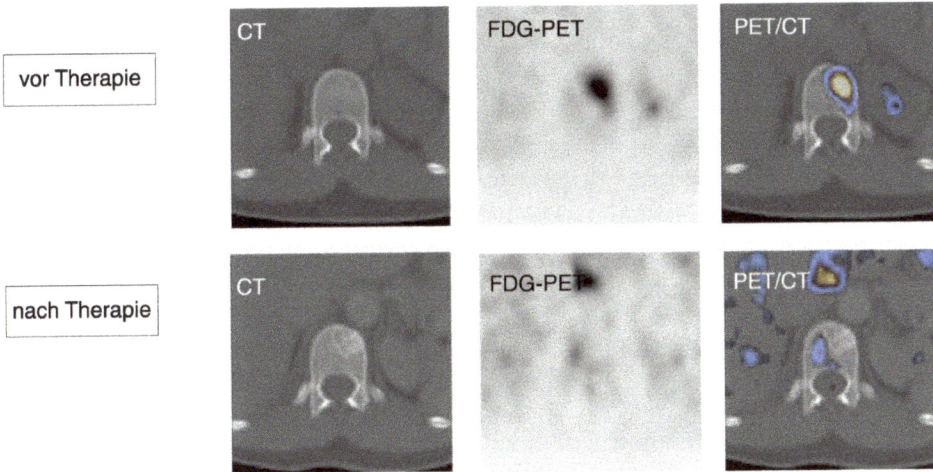

Abb. 6.5: FDG-PET/CT bei Rezidiv eines Mammakarzinoms. Nachweis eines Knochenbefalles in der FDG-PET und der PET/CT, unauffällige CT (obere Reihe). Eine fehlende FDG-Anreicherung belegt das Ansprechen der Chemotherapie (sklerosierte Metastase in der CT). Bildbsp. Uni Ulm Nuklearmedizin Prof. Reske.

nostisches Kriterium verwendbar. Dies hat entscheidenden Einfluss auf die weiteren therapeutischen Konsequenzen. Bei frühem Erkennen des Nicht-Ansprechens auf eine bestimmte Chemotherapie sind alternative Therapieschemata wählbar.

Daher ist es absolut wichtig frühzeitig eine solche Chemotherapie zu überprüfen. Hier gibt es aus der kürzeren Vergangenheit mehrere Studien, die dieses Potenzial der 18-Fluor-FDG-PET-Untersuchung belegen. So deutete eine frühzeitige Abnahme des SUV auf ein gutes Ansprechen nach durchgeführter Chemotherapie hin. Es wurde das Tumoransprechen nach dem ersten Zyklus und nach dem zweiten. Zyklus mittels Bestimmung des Glukosemetabolismus untersucht. Bei einer Reduktion des SUV von mindestens 20 % nach dem ersten Zyklus wurde ein Ansprechen der Chemotherapie mit einer Sensitivität von ca. 90 % bei einer Spezifität von ca. 74 % gezeigt.(5) Da die morphologischen Bildgebungen für solche Vergleiche sehr träge sind – es kommt nur langsam unter Chemotherapie zu einer messbaren Größenabnahme von Tumormassen – hat das PET sicherlich in der Zukunft einen herausragenden Stellenwert für schnelle Therapiekontrollen (6). Dies ergibt einen interessanten Ansatz zur erfolgreichen kurativen Therapie.

6.9 Zusammenfassung

In den letzten Jahren zeigt sich ein deutlicher Fortschritt in der Diagnostik und Therapie des Mammakarzinoms. Die Positronenemissionstomographie in Kombination mit der Computertomographie wird als Hybridtechnologie unter Nutzung verschiedener Radiopharmazeutika einen besonderen Anteil in der onkologischen Diagnostik der näheren Zukunft haben. Primäres Ziel muss die Früherkennung und Ausbreitungsdiagnostik mit Einschätzung des Tumorstadiums und mit entsprechenden therapeutischen Konsequenzen sein. Insbesondere wird durch das frühzeitige Entdecken von Fernmetastasen in einer einzigen Ganzkörperuntersuchung die onkologische Diagnostik eine deutliche Verbesserung erfahren. Unter Berücksichtigung der Tumorcharakterisierung werden sich individuelle Therapiekonzepte mit zeitnaher Überprüfung der Effizienz entwickeln lassen.

Dies zusammengenommen sollte unseren Patientinnen eine deutliche Verbesserung der Lebensqualität und bessere Überlebenschancen garantieren.

Bei Verdacht auf das Vorliegen eines Mammakarzinoms ist die Mammographie derzeit die Basisdiagnostik und die Screening-Methode der Wahl, gefolgt von einer Stanz-Biopsie im Falle eines unklaren bzw. suspekten Mammographiebefundes. Ergänzend oder in seltenen Fällen (z. B. junge Frauen mit dichtem Drüsenkörper) wird alternativ zur Mammographie die Mammasonographie eingesetzt. Bei bestimmten Indikationen, z. B. präoperativer Ausschluss eines multifokalen Tumorwachstums, Diagnostik bei Silikonimplantaten, DD-Narbe versus Tumorrezidiv, hat die MRT inzwischen einen festen Stellenwert erlangt. Die PET/CT kann, sollte bei dichtem Drüsenparenchym eine Mammographie nicht ausreichend beurteilbar sein, weiter führen, hat sich jedoch noch nicht als eine routinemäßig eingesetzte Methode etabliert. In verschiedenen Studien wurde der Nutzen der FDG-PET in der Primärdiagnostik des Mammakarzinoms untersucht. Dabei zeigte sich zwar insgesamt eine relativ hohe Sensitivität der Methode, bei jedoch deutlichen Limitationen bei der Differenzierung kleiner Tumoren unter einer Größe von 10 mm und auch bei lobulären und tubulären Karzinomen. Zum Screening hat die PET damit nicht die erforderliche diagnostische Sicherheit, die zu einem definitiven Tumorausschluss notwendig wäre. Daher ergibt sich nur in Einzelfällen eine Indikation zur Durchführung einer PET bei der Primärtumordiagnostik des Mammakarzinoms.

Bei der Beurteilung des axillären Lymphknotenstatus in der Primärdiagnostik weist die FDG-PET keine ausreichende diagnostische Genauigkeit auf. Vor allem bei sehr kleinen Lymphknotenmetastasen < 5 mm und dem Vorliegen von nur wenigen tumorbefallenen Lymphknoten, zeigte die PET auch vereinzelt falsch-negative Ergebnisse. Ob dies in der Zukunft Relevanz hat, muss unter der Erkenntnis, dass eine negative axilläre Dissektion keinen Einfluss auf das Überleben bei Mammakarzinom zeigt, in einzelnen Fällen individuell entschieden werden. So könnte die PET/CT dazu beitragen, die Komorbidität durch Umgehung der axillären Dissektion zu verringern und somit auch zur Besserung der allgemeinen Befindlichkeit der Patientinnen im Rahmen des diagnostischen und therapeutischen Prozederes beizutragen. Nach jetzigem Kenntnisstand stellt die Lymphabstromszintigraphie mit Darstellung des Sentinell-Lymphknotens ein verlässliches Verfahren dar, um unnötige Axilladissektionen zu vermeiden. Beim Staging bezüglich des Vorliegens von lymphogenen und hämatogenen Fernmetastasen, weist die PET eine hohe Sensitivität und Spezifität auf und liefert Zusatzinformationen, wenn eine Mammaria-interna- oder mediastinale Lymphknotenmetastasierung nachgewiesen werden soll. Die PET ist besonders bei Frauen mit fortgeschrittenem Primärtumor und einem erhöhten Risiko für eine Fernmetastasierung von Nutzen. Derzeit hat das PET/CT allerdings noch keine feste Stellung in der Mammakarzinomdiagnostk. Dies ist im Augenblick sicherlich noch auf die fehlenden Vergütungsrichtlinien zurückzuführen.

Da der gemeinsame Bundesausschuss aber eine positive Entscheidung der Vergütung zur Abklärung des pulmonalen Rundherdes mittels PET beschlossen hat, dürfte es auch für das Mammakarzinom, dem häufigsten Tumor der Frauen, auch in der nahen Zukunft zu einer positiven Vergütungsentscheidung kommen. Dann könnte auch das große Potential der FDG-PET zur frühen Therapiekontrolle des Tumors ausgeschöpft werden, welche z. Z. mit keinem anderen bildgebenden Verfahren möglich ist.

Die frühe Beurteilung des Ansprechens der neoadjuvanten und präoperativen systemischen Chemotherapie, geplant als kuratives Therapiekonzept mit Steigerung des Langzeitüberlebens, könnte mit Hilfe der PET/CT-Diagnostik eine neue Einschätzung im Rahmen der augenblicklichen Standardverfahren erreichen. In der Diagnostik eines Lokalrezidivs kann die PET bei mehrdeutigen Befunden in der Mammographie und MRT, z. B. aufgrund von postradiogenen Veränderungen oder Brustimplantaten, eine entscheidende Rolle spielen. Im Weiteren weist die PET in der Tumornachsorge eine hohe Sensitivität und Spezifität in der Diagnostik von Fernmetastasen auf. Die PET hat dabei einen festen Stellenwert, insbesondere im Falle eines unklaren, mit anderen bildgebenden Verfahren ursächlich nicht zu klärenden, Tumormarkeranstiegs. Ob die PET/CT als singuläres Ganzkörper-Untersuchungsverfahren in der Tumornachsorge die bislang eingesetzten bildgebenden Verfahren, wie konventionelle radiologische Bildgebung, Sonographie, CT und auch MRT, ersetzen kann, wird sicherlich ein wichtiger Aspekt von prospektiven Studien bleiben.

6.10 Literaturverzeichnis

(1) Buck AK, Schirrmeister H, Mattfeldt T et al.: Biological characterisation of breast cancer by means of PET. Eur J Nucl Med Mol Imaging 2004, 31 (Suppl 1), p. 80–7.

(2) Rostom AY, Powe J, Kandil A et al.: Positron emission tomography in breast cancer: a clinicopathological correlation of results. Br J Radiol 1999, 72, p. 1064–68

(3) Crippa F, Gerali A, Alessi A et al.: FDG-PET for axillary lymph node staging in primary breast cancer PET. Eur J Nucl Med Mol Imaging 2004, 31 (Suppl 1), p. 97–102.

(4) Adler LP, Weinberg IN, Bradbury MS et al.: Method for combined FDG-PET and radiographic imaging of primary breast cancers Breast J 2003, 9, p. 163–66.

(5) Smith IC, Welch AE, Hutcheon AW et al.: Positron emission tomography using [(18)F]-fluorodeoxy-D-glucose to predict the pathologic response of breast cancer to primary chemotherapy. J Clin Oncol 2000, 18, p. 1676–88.

(6) Bombardieri E, Crippa F: The increasing impact of PET in the diagnostic work-up of cancer patients. In: Freeman LM, ed. Nuclear medicine annual 2002. Philadelphia: Lippincott Williams & Wilkins 2002, p. 75–121.

(7) Wald N, Chamberlain J, Hackshaw A: Consensus conference on breast cancer screening. Oncology 1994, 51, p. 380–89.

(8) Mortimer JE, Dehdashti F, Siegel BA et al.: Metabolic flare: indicator of hormone responsiveness in advanced breast cancer. J Clin Oncol 2001, 19, p. 2797-803.

(9) Buck AK, Schirrmeister H, Hetzel M et al.: 3-deoxy-3-[18F]fluorothymidine-positron emission tomography for noninvasive assessment of proliferation in pulmonary nodules. Cancer Res 2002, 62, p. 3331–34.

(10) Robinson MK, Doss M, Shaller C et al.: Quantitative immuno-positron emission tomography imaging of HER2-positive tumor xenografts with an iodine-124 labeled anti-HER2 diabody. Cancer Res 2005, 65, p.1471–78.

(11) Zimmy M, Siggelkow W: Positron emission tomography scanning in gynaecologic and breast cancers. Curr Opin Obstet Gynecol 2003, 15, p. 69–75.

(12) Goerres GW, Michel SC, Fehr MK et al.: Follow-up of women with breast cancer: comparison between MRI and FDG PET. Eur Radiol 2003, 13, p. 1635–44.

(13) Andreas Buck, Holger Schirrmeister, Thorsten Kühn et al.: Uptake in breast cancer: correlation with biological and clinical prognostic parameters. Eur J Nucl Med 2002, 29, p. 1317–23.

7 Neurochirurgische Behandlungsmöglichkeiten bei ZNS-Metastasen

Herbert Kolenda und Thomas Eichmann

7.1 Einleitung

Mit einem Anteil von 30 % stellen Metastasen heute die größte Gruppe der Hirntumoren. Ihr Anteil ist steigend und könnte sich durchaus in absehbarer Zeit auf 50 % erhöhen. Hirnmetastasen beim Mammakarzinom stehen nach denen bei Bronchialkarzinomen (50 % Inzidenz) mit 15 % an zweiter Stelle vor den Melanomen (11 %). Metastasen beim Mammakarzinom treten von allen Hirnmetastasen am spätesten auf (im Schnitt drei Jahre nach der Diagnose-Stellung). Aufgrund dieser späten und zumeist singulären Metastasierung ist die operative Behandlung zumeist indiziert.

Neurochirurgisch stellt die Resektion von Hirnmetastasen einen Routineeingriff mit geringer Morbidität und Mortalität dar. Im vergangenen Jahrhundert ist diese Mortalität von 38 %, wie von Cushing (1932) berichtet, auf weniger als 3 % in den 90er Jahren gefallen. Zwar sind grundsätzlich alle zerebralen Lokalisationen neurochirurgisch erreichbar, Metastasen im Hirnstamm, Thalamus und den Basalganglien gelten aber im Allgemeinen nach wie vor nicht als sinnvolle Kandidaten für die operative Behandlung.

günstig
- junges Patientenalter
- keine disseminierte Erkrankung
- chirurgische Resektion
- lange Latenz Primärherd/Filia

ungünstig
- Alter > 60 Jahre
- Karnofsky < 70 %
- unvollständige Resektion
- extensive Erkrankung

nicht: multiple Hirnmetastasen

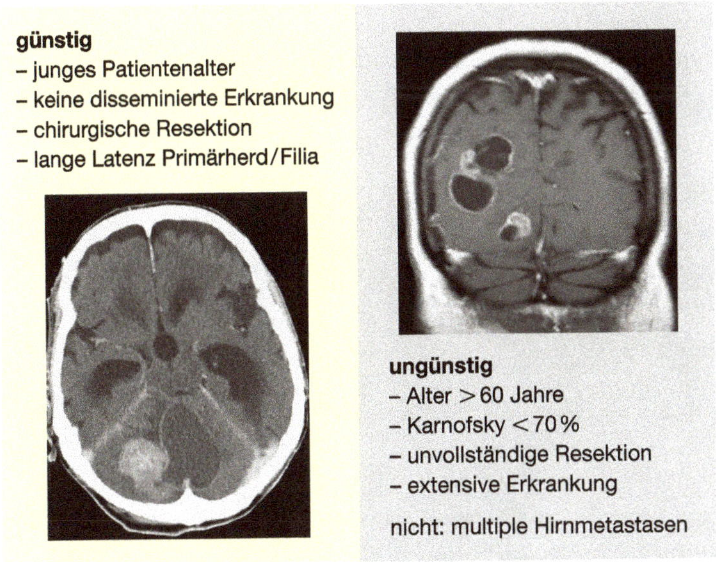

Abb. 7.1: Prädiktoren eines günstigen oder ungünstigen Verlaufs bei Hirnmetastasen. Links unten: CT mit KM bei infratentorieller, teil zystischer Mammakarzinom-Metastase mit konsekutivem Hydrozephalus. Rechts oben: MRT mit GD bei multiplen, zystischen occipitalen Metastasen eines Mammakarzinoms.

Sind als Voraussetzung ein Karnofsky-Index von wenigstens 70 und eine allgemeine Überlebensprognose von mehr als vier Monaten gegeben, ist die die operative Behandlung der Ganzhirnbestrahlung hinsichtlich Prognose und behandlungsbedingter Morbidität deutlich überlegen (Abb. 7.1).

7.2 Eigene Patientinnen

Im Zeitraum Mai 2001 bis Januar 2007 wurden in der neurochirurgischen Klinik Rotenburg/Wümme 47 intrazerebrale Metastasen und davon 11 Metastasen eines Mammakarzinoms bei sieben Patientinnen (Alter 40–83 Jahre; Median 63 Jahre) operativ entfernt. Bei zwei Patientinnen wurden zwei Metastasen in einer Sitzung und bei zwei weiteren zwei verschiedene Metastasen im Abstand von 11 und 24 Monaten reseziert. Klinische Anzeichen der Raumforderung waren in drei Fällen Krampfanfälle und in drei weiteren Fällen anhaltende Zephalgien. Zudem spielten aphasische Störungen bei drei und eine Ataxie bei zwei Patientinnen eine Rolle. Zwei Metastasen lagen infratentoriell, die übrigen überwiegend linkshirnig in allen Hirnlappen gleichmäßig verteilt. Zum Zeitpunkt der Operation lag der Durchmesser der Metastasen zwischen 18 und 40 mm (Median 28 mm). Die Latenz seit der Erstdiagnose der Karzinomerkrankung streute zwischen 13 und 120 Monaten (Median 60 Monate). Zur Tumorortung wurden intraoperativ die Sonographie und Neuronavigation eingesetzt (Abb. 7.2). Eine postoperative Ganzhirnbestrahlung erfolgte bei 6 Patientinnen. Eine Patientin mit zwei im Abstand von 11 Monaten bestrahlten Metastasen war primär strahlentherapiert worden.

Innerhalb des Untersuchungszeitraumes entwickelte neben den beiden genannten eine weitere Patientin 17 Monate nach dem Ersteingriff weitere Rezidive. Zwei Patientinnen verstarben 29 und 31 Monate nach dem Metastaseneingriff an anderen Folgen der Karzinomerkrankung.

Die neurologischen Befunde bei den operierten Patientinnen waren bis zum Entlassungszeitpunkt in 5 Fällen gebessert und nach 2 Eingriffen idem. In 2 Fällen aufgetre-

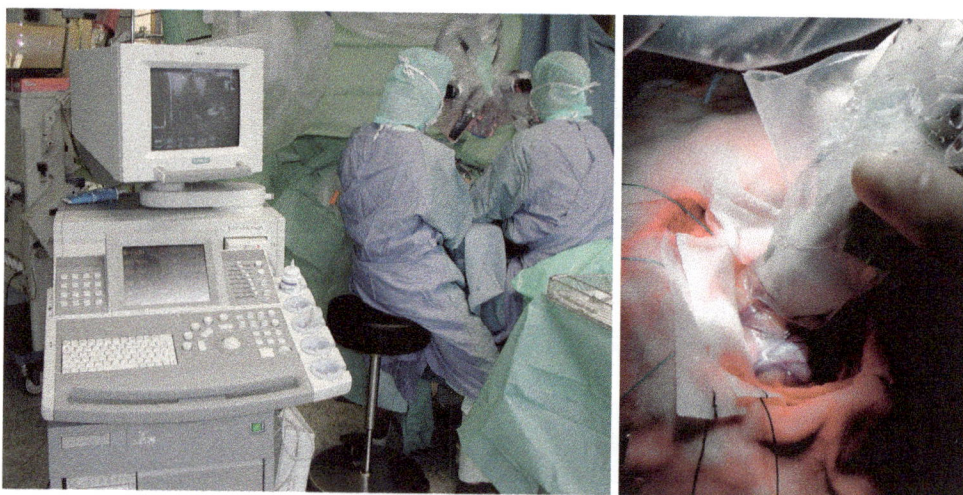

Abb. 7.2: Einsatz der Sonographie zur Anzielung einer subkortikal gelegenen Hirnmetastase.

tene neue Beeinträchtigungen bildeten sich unter der Rehabilitationstherapie bis annähernd auf das präoperative Störungsausmaß zurück.

7.3 Lokalisierungshilfen

Die Präzision und Sicherheit der neurochirurgischen Metastasenchirurgie wird heute wesentlich durch die Einbeziehung bildbasierter Neuronavigation und intraoperativer Bildgebung in die mikrochirurgische Operationstechnik erreicht. Diese bildgeführte (Image Guided) Neurochirurgie begann auf breiterer Ebene in den 80er Jahren mit Prozeduren, wie der stereotaktischen Anlage von Leitkathetern zum „Guiding" des mikrochirurgischen Eingriffes bei tief liegenden Hirnprozessen (1). Nachteil dieses Verfahrens war der notwendige Einsatz des Stereotaxierahmens als Mittler zwischen Bilddaten und Operationsobjekt. In den vergangenen 15 Jahren ist dann die Referenzierung des mikrochirurgischen Arbeitsareals mithilfe von Navigationssystemen zum Standard geworden. Gegenüber dem stereotaxiebasierten „Guiding" ist es beim interaktiven „Image-Guiding" dem Operateur möglich, spezielle Zeige- oder hierfür registrierte Operationsinstrumente am Bildschirm in Echtzeit zu verfolgen. Hilfreich ist dies bei der Zugangsplanung, beim Lokalisieren des Tumors wie auch bei der Größenorientierung (Abb. 7.3). Für eine Resektionskontrolle ist die Neuronavigation nur be-

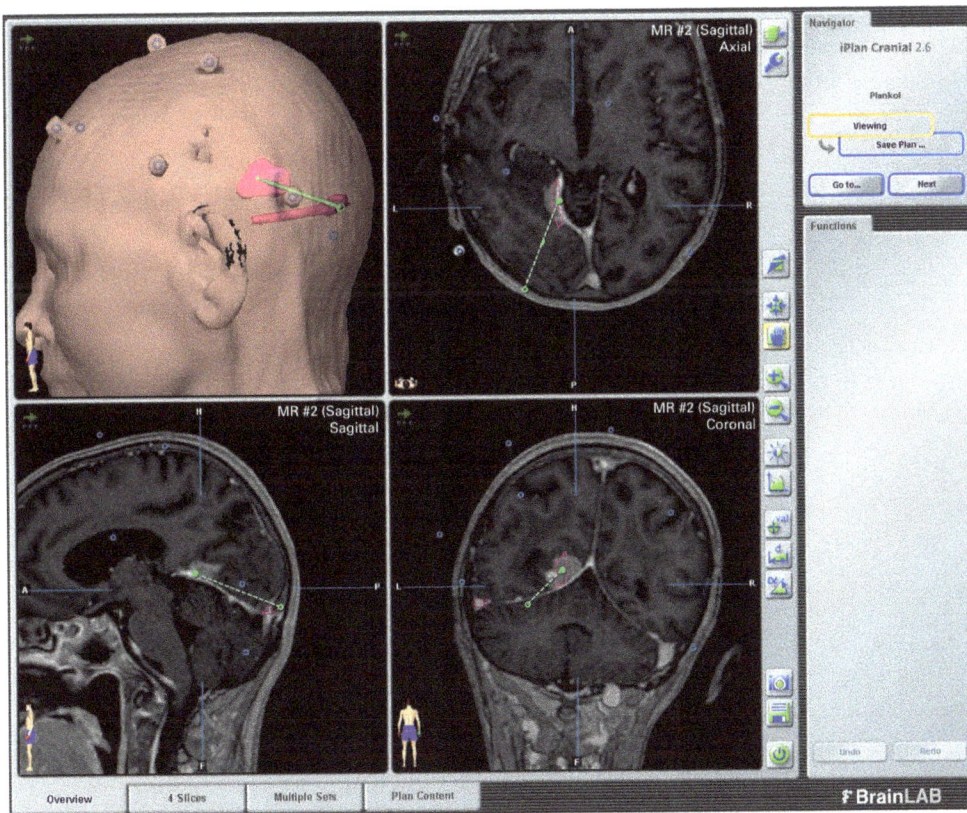

Abb. 7.3: Screenshot bei Einsatz der Neuronavigation mit einem System der Firma Brainlab zur Zugangsplanung für eine Metastase eines Mammakarzinoms am Tentoriumschlitz.

grenzt geeignet, da es gegenüber dem formkonstanten knöchernen Schädel allein schon durch die Kraniotomie und Duraöffnung, noch deutlicher aber durch die Tumorresektion, zu Verschiebungen (Brain Shifts) kommt. Damit ist die Navigation ohne erneute intraoperative Bildkorrektur unsicher.

Neben der aufwendigen intraoperativen CT- oder MRT-Bildgebung steht dazu heute die Kopplung von Sonographiegeräten direkt an die Navigationsgeräte zur Verfügung. Deren 3-D-Ultraschall-Bilddatensätze können direkt mit denen aus CT oder MRT fusioniert werden und ermöglichen so eine Echtzeitkorrektur der Bilddaten auf dem Monitor. Verwendet werden in der Regel 4–8 MHz-Sonden.

Zur Ortung der oben beschriebenen Metastasen wurden hier überwiegend intraoperative Sonographie und bei den letzten drei Patientinnen die Neuronavigation eingesetzt.

7.4 Diskussion

Die günstige Prognose im eigenen Patientinnenkollektiv mit Rezidivmetastasen nach 11, 17 und 24 Monaten und einer Überlebenszeit von wenigsten 29 Monaten wird auch in der mit 63 eingeschlossenen Patientinnen umfangreichsten Studie zur Rolle der chirurgischen Behandlung der Hirnmetastasen von Pieper (2) deutlich. Darin zeigte sich bei einer präoperativen Mortalität von 5 % eine mediane Überlebenszeit von 16 Monaten (11–22 Monate innerhalb des 95 %-Konfidenzintervalls), ein Lokalrezidiv bei 17 % und ein entferntes Rezidiv bei 16 % der Patientinnen bei einer Rezidivlatenz von durchschnittlich 15 Monaten. Die 5-Jahres-Überlebensrate lag bei 17 %. Als signifikante prognostische Faktoren für die Überlebenszeit konnten das Lebensalter ($p = 0.011$), die eingetretene Menopause ($p = 0.10$), eine postoperative Radiotherapie ($p = 0.054$), der präoperative neurologische Status ($p = 0.011$) und das präoperative Ausmaß der systemischen Erkrankung herausgestellt werden. Letzteres ist ohne Relevanz für die Zeitdauer bis zum Auftreten eines Rezidivtumors.

Betrachtet man demgegenüber die Überlebensprognose nach nicht chirurgischer Therapie von drei bis acht Monaten, so ist die Überlegenheit der neurochirurgischen Behandlung solitärer Metastasen evident. Gegenüber der Strahlenchirurgie, beispielsweise mit dem Gamma-Knife, ist der Vorteil erst ab einem Durchmesser der Raumforderungen von 2–3 cm deutlich. Vorteile der Strahlenchirurgie sind die fehlende Invasivität und die geringe Morbidität; nachteilig sind die Größenbegrenzung auf etwa 3 cm, die potentielle Ödementwicklung und der verzögerte Wirkungseintritt bei

Tabelle 7.1: Gesichtspunkte für die Therapieentscheidung.

Kriterium	Operation	Radiochirurgie
Alter/Karnofsky	< 60/> 70 %	(> 60/< 70 %)
Zahl der Filiae	1–3	(bis zu 5)
Größe der Filiae	> 1 cm	< 3 cm
Lokalisation	Cortex, Marklager, Cerebellum	Stammganglien, Hirnstamm
Erkrankung	begrenzt	disseminiert
Vorteil	Histologie, Symptomtherapie, Langzeitkontrolle	Symptomtherapie, (Langzeitkontrolle)

symptomatischen Metastasen. Auch die fehlende histologische Klärung ist ein relevanter Nachteil, da ohne Biopsie bei 5–11 % der Patientinnen mit systemischem Karzinombefall von Fehldiagnosen berichtet wird (Tab 7.1).

Ein für das Mammakarzinom relevanter Aspekt lieg – in Anbetracht der günstigen Langzeitprognose für Patientinnen mit Hirnmetastasen – in den Spätfolgen der Ganzhirnbestrahlung. Das Risiko der Entwicklung einer Demenz ist besonders bei Einzeldosen > 3 Gray hoch. Derzeit wird in einer Studie der Neuroonkologischen Arbeitsgemeinschaft (NOA) untersucht, wie sinnvoll eine Ganzhirnbestrahlung nach radikaler Resektion einer Metastase noch ist.

7.5 Schlussfolgerung

Standardtherapie der singulären Hirnmetastase ist die neurochirurgische Resektion. Bei multiplen Hirnmetastasen sollte diese Option geprüft werden, wenn eine Metastase eloquent liegt, besonders raumfordernd ist oder mehrere Metastasen regional konzentriert liegen. Mit Hilfe der bildbasierten Neuronavigation ist die Resektion auch multipler, tief intrazerebral gelegener Metastasen möglich. Hier ist die Überlebenszeit von Patientinnen nach Resektion aller Metastasen ähnlich lang wie bei Patientinnen mit nur einer Geschwulst, die reseziert wurde.

Bei eloquent gelegenen Metastasen von weniger als 2 cm Durchmesser, eingeschränktem Allgemeinzustand und ausgedehnter übriger Metastasierung sollte die neurochirurgische Therapie abgewogen werden. Bei Metastasen von weniger als 1 cm Durchmesser, einer Lokalisation in den Stammganglien oder im Hirnstamm hat die Strahlentherapie den Vorrang.

7.6 Literaturverzeichnis

(1) Kolenda H, Markakis E, Dieckmann G et al.: Mikrochirurgische Resektion kleiner Hirntumorprozesse unter stereotaktischer Führung. Neurochirurgia 1989, 32, p. 141–45.
(2) Pieper DR, Hess KR, Sawaya RE: Role of surgery in the treatment of brain metastases in patients with breast cancer. Ann Surg Oncol 1997, 4, p. 481–90.

8 Lebensqualität von Patientinnen mit Mammakarzinom

Harald Meden

Die Erhaltung bzw. Verbesserung der Lebensqualität von Mammakarzinompatientinnen ist ein Therapieziel mit zentraler Bedeutung. Die Lebensqualität von Mammakarzinompatientinnen wird einerseits durch die Erkrankung und andererseits durch die Nebenwirkungen der Therapie bestimmt.

Die Effizienz einer onkologischen Therapie wurde in der Vergangenheit in erster Linie durch objektive Kriterien (Überlebenszeit, Remissionen, rezidivfreie Intervalle) beurteilt, während die Lebensqualität wenig Beachtung fand. Innerhalb der letzten Jahre zeichnet sich ein entscheidender Wandel in der Onkologie ab: Die Befindlichkeit der Patientinnen während der Therapie rückt zunehmend in den Mittelpunkt des Interesses.

Der Begriff Lebensqualität ist in der Literatur nicht einheitlich definiert. Lebensqualität ist ein philosophisches Thema und ein schwer fassbarer Begriff, der individuell interpretiert wird. Darüber hinaus kann Lebensqualität bei Tumorpatientinnen mit verschiedenen onkologischen Erkrankungen völlig unterschiedlich sein. Sicherlich ist die Lebensqualität von Mammakarzinompatientinnen anders zu beurteilen als die von Frauen, die beispielsweise an Leukämie erkrankt sind. Wenn auch keine allgemein akzeptierte Definition für den Begriff Lebensqualität existiert, so lässt sich der Begriff zumindest zwei Hauptkategorien zuordnen: Einerseits Lebensqualität als subjektive Wahrnehmung, andererseits Lebensqualität als multidimensionales Konzept.

In dem Konzept der subjektiven Wahrnehmung hat Lebensqualität verschiedene Dimensionen: Lebensqualität kann als Zufriedenheit unter den gegebenen Umständen beschrieben werden. Darüber hinaus ist Lebensqualität das Ergebnis einer weitgehenden Annäherung zwischen individuellem Anspruch und Realität. Lebensqualität ist subjektives Wohlbefinden aus der Sicht der betroffenen Person. Jeder Mensch hat seiner Intuition folgend eine eigene Definition von Lebensqualität.

Im Vergleich zu dem Konzept, Lebensqualität als subjektive Wahrnehmung zu betrachten, ergeben sich im multidimensionalen Konzept der Lebensqualitätsbetrachtung andere Aspekte: Lebensqualität als Zusammenwirken emotionaler, funktionaler, sozialer und psychischer Aspekte menschlicher Existenz.

Während der Begriff Lebensqualität nicht einheitlich definiert ist, besteht doch weitgehend Einigkeit darüber, dass Lebensqualität durch verschiedene Komponenten bestimmt wird und auch weitgehende Einigkeit über die Art dieser Komponenten: Hierzu gehört das psychische Befinden der Patientin oft geprägt durch Angst und Depression sowie die Funktions- und Leistungsfähigkeit in verschiedenen Lebensbereichen, insbesondere im Beruf, Haushalt und in der Freizeit. Anzahl und Qualität der zwischenmenschlichen Beziehungen z. B. innerhalb der Familie, der Ehe, im Freundes- und Kollegenkreis sind ebenfalls Komponenten der Lebensqualität. Eine weitere Komponente ist die körperliche Verfassung, insbesondere unter dem Aspekt von Bewegungseinschränkungen oder Schmerzen durch die Krankheit.

Zahlreiche methodische Probleme ergeben sich bei dem Versuch, Lebensqualität unter wissenschaftlichen Gesichtspunkten zu analysieren: Die Messinstrumente zur Erfassung der Lebensqualität müssen folgende Kriterien erfüllen: Einfache Durchführbarkeit der Tests, standardisierte krankheitsspezifische und globale Erfassung, die Zuverlässigkeit, zu verschiedenen Zeitpunkten und in verschiedenen Situationen dasselbe zu messen sowie eine hohe Sensitivität, um Befindlichkeitsveränderungen zu erfassen und Validität, d. h. tatsächlich das gewünschte Konstrukt zu erfassen.

Mammakarzinompatientinnen sind durch ihre Tumorerkrankung in besonderer Weise belastet: Nach feingeweblicher Sicherung der Diagnose steht bei den meisten Patientinnen die operative Therapie am Anfang einer Abfolge von Behandlungen. Darüber hinaus werden Patientinnen mit entsprechender Risikokonstellation in Ergänzung zur operativen Therapie zytostatisch behandelt, meistens über sechs Zyklen. Die Strahlentherapie ist ein integraler Bestandteil der brusterhaltenden Behandlung. In Abhängigkeit vom Hormonrezeptorstatus erfolgt eine endokrine Behandlung, zumeist über mindestens fünf Jahre. HER2/neu-positive Patientinnen werden in der adjuvanten Situation immunologisch durch eine intravenöse Antikörpertherapie für die Dauer eines Jahres behandelt. Ein strukturiertes Nachsorgekonzept gehört ebenfalls zur Versorgung von Frauen mit Brustkrebs. Die psychoonkologische Versorgung der Patientinnen gewinnt zunehmend an Bedeutung.

Die Erfassung von Parametern, welche Lebensqualität von Mammakarzinompatientinnen bestimmen, ist heute integraler Bestandteil von onkologischen Therapiestudien. Hierfür werden in der Regel strukturierte Fragebögen verwendet. Der zugrundeliegende Fragebogen muß die drei zentralen Aspekte der Lebensqualität berücksichtigen: Physische, psychische und soziale Befindlichkeit. Ein derartiges Messinstrument mit bipolaren Selbsteinschätzungsskalen gilt zur Erfassung der Lebensqualität als geeignet.

Untersuchungen zur Lebensqualität sollten idealerweise in Form eines persönlichen Interviews erfolgen, sodass Verständnisschwierigkeiten sofort geklärt werden können. Bei der Planung und Durchführung derartiger Untersuchungen steht die Praktikabilität im Vordergrund.

Durch das Zusammenfügen von hoch korrelierenden Einzelfragen lassen sich globale Messzahlen (Faktoren) ableiten, die einzelne Aspekte der Lebensqualität hinreichend beschreiben, während die Bildung von Summenscores oder die alleinige univariate Auswertung der einzelnen Fragen methodisch problematisch und eine zusammenfassende Interpretation oft nicht sinnvoll möglich ist.

Angesichts der mit der multimodalen onkologischen Therapie verbundenen Belastungen ist eine Rückkoppelung zwischen der Patientin und den die onkologische Behandlung durchführenden Ärzten erforderlich. Die Chemotherapie wird von den Patientinnen sowohl körperlich als auch seelisch als größte Belastung empfunden. Die häufigsten Begründungen hierfür lauten: Übelkeit, Erbrechen und Haarausfall.

Somit haben die begleitend zur Chemotherapie durchgeführte Prophylaxe und Therapie von Übelkeit und Erbrechen eine zentrale Bedeutung für die Lebensqualität von zytostatisch behandelten Mammakarzinompatientinnen. Der Einsatz von Serotonin-Antagonisten hat dieses Therapiekonzept deutlich bereichert.

Durch die behandelnden Ärzte sollten zur Verbesserung der Lebensqualität von Mammakarzinompatientinnen unter anderem persönliche Bewältigungsstrategien, alterstypische Lebensbedingungen, Familienstrukturen sowie Partnerschaft und Beruf thematisiert werden. Der vollständigen Aufklärung über die Erkrankung sowie der seelischen Führung durch Ärzte und das Pflegepersonal wird seitens der Patientinnen eine sehr große Bedeutung beigemessen.

Maßnahmen zur Verbesserung der Lebensqualität von Patientinnen, die wegen eines Mammakarzinoms behandelt werden, sollten in erster Linie begleitend zur Chemotherapie erfolgen. Dabei sollten alle zur Verfügung stehenden Möglichkeiten genutzt werden, wie der Einsatz neuer Antiemetika (5-Hydroxytryptamin-Rezeptorantagonisten), die Verwendung dauerhaft implantierbarer Kathetersysteme (z. B. subkutanes Portsystem), suffiziente Schmerztherapie (Abb. 8.1), Optimierung der Ernährung, Verwendung wirksamer Zytostatika mit guter Verträglichkeit sowie die psychologische Betreuung zur Krankheitsbewältigung, nach Möglichkeit durch speziell ausgebildete und in das onkologische Behandlungsteam integrierte Mitarbeiter (z. B. Psychologen).

Die psychische Verfassung von Patientinnen mit Mammakarzinom sollte künftig mehr beachtet werden. Dies gilt für die Primärtherapie, die Rezidiv-Situation, das Krankheitsstadium der Metastasierung und die präfinale Situation.

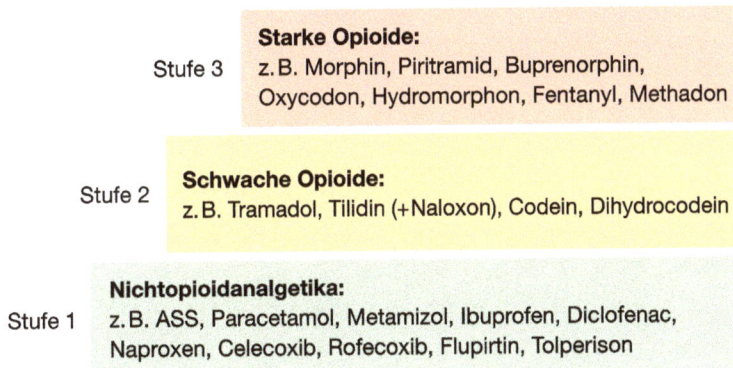

Stufe 3
Starke Opioide:
z. B. Morphin, Piritramid, Buprenorphin, Oxycodon, Hydromorphon, Fentanyl, Methadon

Stufe 2
Schwache Opioide:
z. B. Tramadol, Tilidin (+Naloxon), Codein, Dihydrocodein

Stufe 1
Nichtopioidanalgetika:
z. B. ASS, Paracetamol, Metamizol, Ibuprofen, Diclofenac, Naproxen, Celecoxib, Rofecoxib, Flupirtin, Tolperison

Abb. 8.1: WHO-Stufenkonzept zur Schmerztherapie.

Register

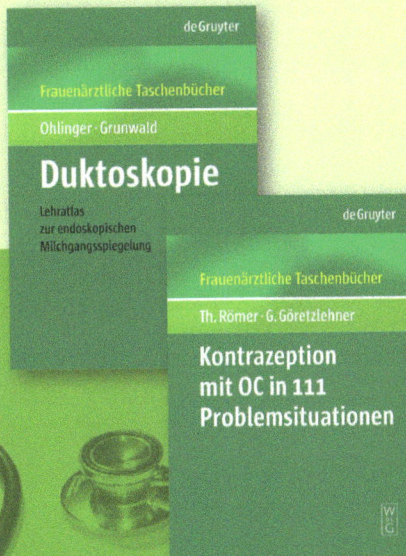

DE GRUYTER

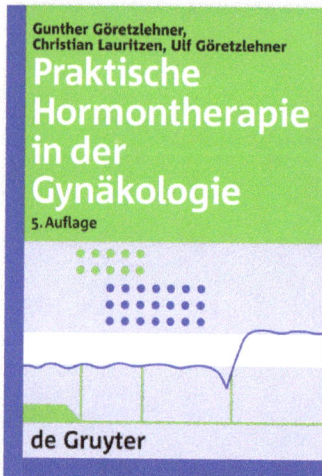

Gunter Göretzlehner /
Christian Lauritzen /
Ulf Göretzlehner

■ **Praktische Hormontherapie in der Gynäkologie**

5. überarb. und aktual. Aufl. 2007.
XIV, 411 Seiten. 181 Abb. 177 Tab.
Broschur.
ISBN 978-3-11-019044-1
Auch erhältlich als eBook
ISBN 978-3-11-020864-1

Dieses Buch enthält eine praxisnahe Darstellung der Hormontherapie für den Frauenarzt, der sich mit endokrinologischen Funktionsstörungen und Krankheitsbildern beschäftigt. Neben den Grundlagen der Endokrinologie wurden hochaktuelle Themen, wie die hormonelle Behandlung von gynäkologischen Erkrankungen, Sterilität und Beschwerden in der Menopause sowie neue Wirkstoffe und aktualisierte Dosierungsschemata aufgenommen. Kapitel zu Differenzierungsstörungen oder Störungen in der Pubertät machen dieses Buch auch zum Leitfaden für den Kinderarzt und Allgemeinmediziner.

- Komplett überarbeitet und aktualisiert.
- Das Werk wurde an den aktuellen Stand der Präparate angepasst und enthält neue Dosierungsbeispiele und Therapievorschläge.
- Mit neuen Abschnitten zu Biorhythmen und Epidemiologie.

de Gruyter
Berlin · New York
www.degruyter.de